Ressourcenaktivierung in der Psychotherapie

Fortschritte der Psychotherapie
Band 52
Ressourcenaktivierung in der Psychotherapie
von Prof. Dr. Ulrike Willutzki und Dr. Tobias Teismann

Ressourcen-aktivierung in der Psychotherapie

von Ulrike Willutzki
und Tobias Teismann

HOGREFE
GÖTTINGEN · BERN · WIEN · PARIS · OXFORD · PRAG
TORONTO · BOSTON · AMSTERDAM · KOPENHAGEN
STOCKHOLM · FLORENZ · HELSINKI

Prof. Dr. Ulrike Willutzki, geb. 1957. 1978–1985 Studium der Psychologie in Bochum und Berlin. 1989 Promotion. Psychologische Psychotherapeutin und Kinder- und Jugendlichenpsychotherapeutin (Verhaltenstherapie, Weiterbildung in Systemischer Therapie und Psychodrama). Seit 1986 Wissenschaftliche Mitarbeiterin an der Fakultät für Psychologie der Ruhr-Universität Bochum in der Arbeitseinheit Klinische Psychologie und Psychotherapie. 1999 Habilitation. Seit 2000 Leitung des Zentrums für Psychotherapie Dortmund (gemeinsam mit Dr. Andreas Veith).

Dr. Tobias Teismann, geb. 1975. 1996–2002 Studium der Psychologie in Mainz und Bochum. Psychologischer Psychotherapeut (Verhaltenstherapie). 2009 Promotion. Seit 2004 Wissenschaftlicher Mitarbeiter in der Arbeitseinheit für Klinische Psychologie und Psychotherapie der Ruhr-Universität Bochum. Seit 2012 Geschäftsführender Leiter des Zentrums für Psychotherapie der Ruhr-Universität Bochum.

Bibliografische Information der Deutschen Nationalbibliothek

Die Deutsche Nationalbibliothek verzeichnet diese Publikation in der Deutschen Nationalbibliografie; detaillierte bibliografische Daten sind im Internet über http://dnb.dnb.de abrufbar.

Göttingen · Bern · Wien · Paris · Oxford · Prag · Toronto · Boston
Amsterdam · Kopenhagen · Stockholm · Florenz · Helsinki
Merkelstraße 3, 37085 Göttingen

http://www.hogrefe.de
Aktuelle Informationen · Weitere Titel zum Thema · Ergänzende Materialien

Satz: Beate Hautsch, Göttingen
Druck: AZ Druck und Datentechnik GmbH, Kempten
Printed in Germany
Auf säurefreiem Papier gedruckt

ISBN 978-3-8017-2130-5

Inhaltsverzeichnis

1 Einleitung

„Therapy is simply self-change that is professionally coached"

(Bohart & Tallman, 2010, S. 86)

Bis heute stehen in den meisten Modellen psychotherapeutischer Veränderung die Methoden und Vorgehensweisen von Psychotherapeuten im Vordergrund; dem Beitrag von Patienten als kurativem Faktor wird dagegen wenig Rechnung getragen (Bohart & Tallman, 2010). Die in diesem Band verfolgte ressourcenorientierte Perspektive stellt gerade die Möglichkeiten, Eigenheiten, Fähigkeiten und Fertigkeiten von Patienten in den Mittelpunkt der Betrachtung und versucht, sie für den Veränderungsprozess in der Psychotherapie systematisch zu nutzen.

Historisch betrachtet finden sich erste Beispiele für ressourcenorientiertes Denken und Handeln seit den 1970er Jahren vor allem in systemischen und gemeindepsychologischen Ansätzen (vgl. den Überblick bei von Cowen, 2000; Keupp & Rerrich, 1982; Schlippe & Schweitzer, 2000). Hier wurden immer wieder Verhaltensaktiva, Positiva, Ausnahmen vom Problemverhalten bzw. Ressourcen hervorgehoben. „Modern" und zugleich konzeptuell stärker ausdifferenziert wurden Ressourcen im klinischen Kontext jedoch erst ab Mitte der 1990er Jahre (vgl. z. B. Grawe & Grawe-Gerber, 1999; Petzold, 1997; Walter & Peller, 1994). So forderten etwa Kanfer, Reinecker und Schmelzer (1996) eine Orientierung an den positiven Seiten der Person. Grawe (1994, 1997, 1998, 2004) verlangte im Rahmen seiner „allgemeinen" oder „psychologischen Psychotherapie" eine der Problemorientierung ebenbürtige Ressourcenperspektive einzunehmen. Auch im Rahmen psychobiologischer Modelle wurde eine Hinwendung zu salutogenetischen Fragestellungen für notwendig gehalten (z. B. Fischbach & Hellhammer, 1998).

Ressourcen sind erst seit 2000 stärker Thema in der Psychotherapie

Etwa seit Anfang 2000 lässt sich eine Zunahme an Publikationen zum Thema Ressourcen in der klinischen Diagnostik und Intervention ausmachen (Flückiger & Regli, 2007). So finden sich etwa Veröffentlichungen zur ressourcenorientierten Diagnostik und Intervention bei Kindern und Jugendlichen (Klemenz, 2003; 2009; Storch & Riedener, 2006), ein Handbuch zu Ressourcen in der therapeutischen Arbeit (Schemmel & Schaller, 2003; 2012), die Aufnahme des Themas in ein Lehrbuch der Klinischen Psychologie (Beesdo-Baum, 2011) sowie eine Kurzanleitung zur Ressourcenaktivierung (Flückiger & Wüsten, 2008). Das Umlenken der Aufmerksamkeit von

Ressourcenaktivierung in der Psychotherapie ist konzeptuell und methodisch entwicklungsbedürftig

den Problemen zu den Ressourcen des Patienten ist in der Psychotherapie somit nicht ohne Vorläufer – im Vergleich zu anderen Bereichen der klinischen Psychologie ist das Feld jedoch sehr heterogen und sowohl konzeptuell wie auch methodisch stark entwicklungsbedürftig. Zudem finden sich bislang nur wenige Ansätze, die ein ressourcenorientiertes therapeutisches Vorgehen für die kognitiv-verhaltenstherapeutische Behandlungspraxis explizieren.

Positive Psychologie und Ressourcenorientierung: verwandt, aber nicht identisch

Im anglo-amerikanischen Sprachraum ist der Ressourcenbegriff wenig gebräuchlich. Verwandte Konzepte und Forschungsinteressen bündeln sich dort seit etwa 2000 unter dem Label der „positiven Psychologie“ (Seligman, 2002; Lopez & Snyder, 2004): Hier finden sich therapeutische Ansätze, die auf die Förderung des positiven Erlebens von Patienten ausgerichtet sind (z. B. Cheavens, Feldman, Woodward & Snyder, 2006; Fava, 1999; Frisch, 2005; Seligman, Rashid & Parks, 2006; zur Übersicht vgl. Sin & Lyubomirsky, 2009). Bei gewissen Überlappungen werden im Ressourcenkonzept stärker als in Modellen positiver Psychologie die bereits bei der Person *vorhandenen* Merkmale betont. So meint Ressourcenorientierung bzw. Ressourcenaktivierung im vorliegenden Band, verfügbare Ressourcen zu aktivieren, nicht wahrgenommene Ressourcen nutzbar zu machen, sowie die Nutzung von Ressourcen zu optimieren – der Aufbau neuer Fähigkeiten, Kompetenzen und Sichtweisen (im Sinne zukünftiger Ressourcen) steht nicht im Vordergrund.

Im Folgenden werden zunächst Grundannahmen resssourcenorientierter Ansätze dargestellt, bevor auf verschiedene Indikationen eines prononciert ressourcenorientierten Vorgehens eingegangen wird. Im anschließenden Kapitel wird die Funktion von Ressourcen im Handlungsprozess unter einer motivationspsychologischen Perspektive nachgezeichnet; in diesem Kontext werden auch emotions- und neuropsychologische Perspektiven aufgegriffen. Nach einem kurzen Überblick über Interviewmethoden und Fragebögen zur Diagnostik von Ressourcen wird die Grundstruktur ressourcenorientierten Arbeitens in der Psychotherapie beschrieben. Die darauf folgenden Interventionen stellen zum einen Basisinterventionen dar, d. h. Interventionen, die störungsübergreifend genutzt werden können. Zum anderen wird dargestellt, wie kognitiv-verhaltenstherapeutische Methoden ressourcenorientiert interpretiert werden können. Abschließend wird kurz auf die Forschung zur Förderung von Ressourcen in der Psychotherapie eingegangen.

Merke:

Ressourcenorientierung in der Psychotherapie ist nicht neu, aber ein bisher konzeptuell und methodisch unterentwickelter Bereich der klinischen Psychologie. Im Mittelpunkt stehen die bereits bei der Person vorhandenen Fähigkeiten und Möglichkeiten.

1.1 Grundannahmen ressourcenorientierter Ansätze

Grundlage ressourcenorientierter Betrachtungsweisen ist die Annahme, dass Ressourcen für die Bewältigung alltäglicher und besonderer Anforderungen bzw. Lebensaufgaben von zentraler Bedeutung sind, letztlich psychische und physische Gesundheit sowie Wohlbefinden von ihrer Verfügbarkeit und ihrem Einsatz abhängig sind. Prinzipiell, so die Unterstellung, hat jede – auch die psychisch beeinträchtigte – Person Ressourcen und damit Möglichkeiten, sich weiterzuentwickeln bzw. ihre Umwelt in günstigerer Weise zu gestalten (vgl. Grawe, 1998; Willutzki, 2000): So sind noch „im schwerstgeschädigten Individuum (…) und in den gestörtesten Mensch-Umwelt-Transaktionen förderbare Ressourcen einer Entwicklung von Personen- und Umweltressourcen zu finden" (Nestmann, 1996, S. 368). Während manche Autoren die Ansicht vertreten, dass jede Person bereits über alle Ressourcen verfügt, um ihre Probleme zu lösen (z. B. Reuben, 1993) – und diese in der Therapie „nur" zu aktivieren sind – gehen andere eher davon aus, dass die Ressourcen, über die eine Person bereits verfügt, einen wesentlichen Beitrag zur Bewältigung von Schwierigkeiten leisten; hinzukommen sollten jedoch externe Ressourcen, wie z. B. die therapeutische Beziehung bzw. im Rahmen der Therapie eingebrachte Veränderungskonzepte (vgl. z. B. Grawe, 1997, 1998, 2004; Nestmann, 1996).

Ressourcenorientierung geht mit einer gewissen Relativierung des Expertenstatus von Psychotherapeuten einher (Bohart & Tallman, 2010): Patienten werden nicht als passive Rezipienten therapeutischer Methoden gesehen, sondern als Personen, die aktiv daran arbeiten, in der Therapie das zu bekommen, was sie möchten und brauchen, indem sie passende Methoden aufgreifen, für ihre Zwecke adaptieren, neue Konzepte und Alternativen entwickeln und neue Erfahrungen integrieren (Kaimer, 1995; Bohart & Tallman, 2010). Bohart und Tallman (2010) sehen die Aufgaben von Therapeuten dementsprechend darin, die Selbstveränderungsbemühungen von Patienten zu unterstützen, fördern, anzuleiten und strukturieren.

Merke:

Jede Person hat Ressourcen und bringt damit Expertise für den Umgang mit Problemen mit. Psychotherapie bringt mit der therapeutischen Beziehung und ihren Veränderungskonzepten zusätzliche Ressourcen ein, die von Patienten aktiv genutzt werden.

1.2 Definition und Kategorisierung von Ressourcen

Nestmann (1996, S. 362) definiert Ressourcen als: „letztlich alles, was von einer bestimmten Person in einer bestimmten Situation wertgeschätzt wird

Definition von Ressourcen: Ressourcen sind aufgaben- und individuumsspezifisch

oder als hilfreich erlebt wird“. Ob Merkmale einer Person oder ihrer Umwelt Ressourcenqualität haben, ist damit von einer „bestimmten Situation“ abhängig, die ihrerseits einer bestimmten Aufgabenkonstellation entspricht (vgl. ähnlich Grawe, 1997; Schiepek & Cremers, 2003). Ressourcen sind zudem individuumspezifisch: Es hängt von der Funktionalität eines Merkmals für die Motive und Ziele der jeweiligen Person ab, ob es als „hilfreich“ oder nützlich erlebt wird.

Abbildung 1 greift diese Akzentuierung als zentrales Bestimmungsstück von Ressourcen auf.

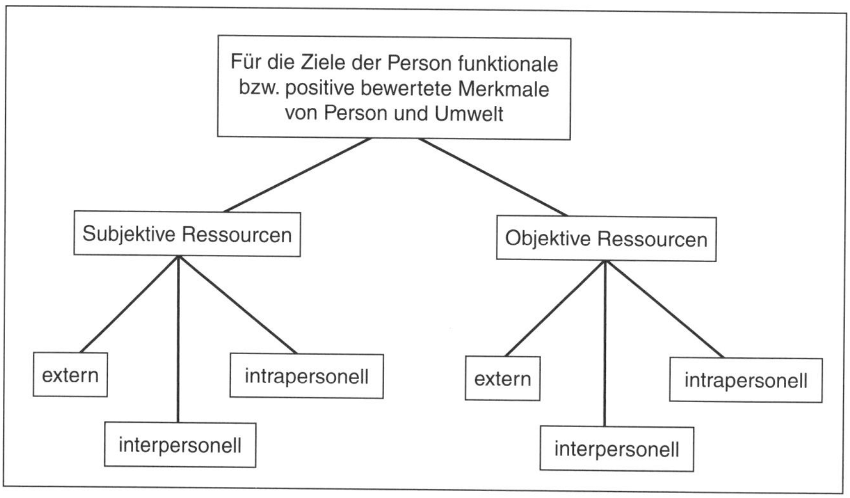

Abbildung 1: Definitionsmerkmale von Ressourcen

Von der Person selbst wahrgenommene, „subjektive“ Ressourcen sind besonders wichtig für die ihren Umgang mit Problemen

Während in der Beschreibung von Ressourcen als „hilfreich“ ihr Werkzeugcharakter direkt angesprochen wird, drückt sich in der „Wertschätzung“ ein eher impliziter Bezug zu den Zielen der Person aus. Auf der nächsten Ebene lassen sich subjektive (d. h. vom Handelnden selbst wahrgenommene) und objektive (d. h. von Beobachtern zugeschriebene) Ressourcen unterscheiden (Jerusalem, 1990). Insbesondere subjektiv wahrgenommene Ressourcen scheinen für die Handlungssteuerung entscheidend zu sein (Jerusalem, 1990; Frank, 2007): Eigene Ressourcen selbst wahrzunehmen stellt eine Art Metawissen über die eigenen Möglichkeiten dar; dieser „Werkzeugkasten“ kann systematisch für die Bewältigung von Aufgaben genutzt werden. Da Ressourcen bei psychischen Störungen der Person jedoch oft nicht gut zugänglich sind, ist unter Interventionsgesichtspunkten gleichzeitig die „objektive“, die Beobachterperspektive bedeutsam (z. B. über Angehörige oder Therapeuten; Trösken, 2003). Gelingt es Psychotherapeuten jedoch nicht, die von ihnen, in diesem Sinne „objektiv“ wahrgenommenen Ressourcen auch im subjektiven Erleben der Patienten zu verankern, dürften letztere ihre möglicherweise bestehenden Möglichkeiten nicht in vollem Umfang nutzen können. Die Wahrnehmung eigener Ressourcen zu fördern, ist entsprechend zentrale Aufgabe des Therapeuten.

Externe Ressourcen: Merkmale der physischen bzw. sozialen Umgebung und die therapeutische Beziehung

Auf der inhaltlichen Ebene wird schließlich zwischen externen, interpersonellen und intrapersonellen Ressourcen unterschieden (vgl. Abbildung 1). Unter *externen Ressourcen* werden natürliche, soziale und technische Hilfsmittel bzw. Helfer in der Umwelt verstanden. Dazu gehört letztlich die gesamte soziale, kulturelle und physikalische Umwelt, sofern sie für den Erhalt der Gesundheit von Bedeutung ist (z. B. kulturelle Güter, soziale Netzwerke, sozioökonomischer Status, Einkommen, Wohn- und Arbeitsumgebung, der in einer Situation gegebene Handlungs- und Kontrollspielraum). Auch hierbei gilt, dass die jeweilige Bewertung der Objekte und ihrer Zugänglichkeit entscheidend für deren Ressourcenqualität ist. Dies gilt auch für die therapeutische Beziehung, die eine konstitutive soziale Ressource des therapeutischen Kontexts darstellt.

Eine klassische Differenzierung externer Ressourcen nimmt Caplan (1964) mit der Unterscheidung zwischen sozialen, soziokulturellen und materiellen Gütern vor. Unter sozialen Gütern werden z. B. Zuwendung, Akzeptierung und soziale Unterstützung verstanden. Soziokulturelle Güter stellen Werte, Rollen und Grundrechte einer Gesellschaft dar. Als materielle Güter sieht Caplan (a.a.O.) z. B. Wohnung, Lebensraum und Nahrung an. Externe Ressourcen haben sich in verschiedenen Untersuchungen als wesentlich für den Erhalt von psychischer Gesundheit erwiesen (zum Überblick vgl. Cohen, Underwood & Gottlieb, 2000; Laireiter, 2009; Lopez & Snyder, 2004; Röhrle & Laireiter, 2009).

Interpersonelle Ressourcen: Möglichkeiten in Systemen und dem sozialen Netzwerk

Karpel und Brauers (1986) gehen in Erweiterung der Perspektive von relationalen oder *interpersonellen Ressourcen* aus. Hierunter verstehen sie in Dyaden oder größeren Systemen entwickelte Beziehungsmuster und -charakteristika, die Pathologie und Destruktivität in sozialen Beziehungen begrenzen bzw. das Zusammenleben einfacher und reicher machen (z. B. gegenseitiger Respekt, Reziprozität, Verlässlichkeit, Familienstolz, Flexibilität im Umgang mit Herausforderungen und die Fähigkeit, Verletzungen wiedergutzumachen). Erst indem die Beteiligten ineinandergreifende Verhaltensmuster zeigen, kommt die entsprechende Ressource des jeweiligen Systems zum Tragen: So müssen in Familien etwa gleichzeitig Kinder selbstständiger werden und Eltern Freiraum gewähren, um das Erwachsenwerden der Kinder gelingen zu lassen; sobald eine Seite diese sich ergänzenden Veränderungen nicht vollzieht, misslingt der Entwicklungsprozess. Häufig werden in der Literatur unter interpersonellen Ressourcen auch die Beziehungen oder das soziale Netzwerk der Person verstanden (Röhrle & Laireiter, 2009).

Unter internen, *intrapersonellen* oder personalen Ressourcen verstehen Kraft et al. (1994, S. 219) „habitualisierte, d. h. situationskonstante, aber zugleich

Intrapersonale oder personale Ressourcen: die Fähigkeiten, Fertigkeiten und Möglichkeiten, über die die Person selbst verfügt

flexibel gesundheitserhaltende und wiederherstellende Handlungsmuster sowie kognitive Überzeugungssysteme der Person", die Bewältigungsstilen entsprechen sollen. Dies können Persönlichkeitsvariablen oder persönliche Fähig- und Fertigkeiten einer Person sein. Als inhaltliche Metadimensionen lassen sich Selbstkontrolle, psychologischer Sinn (Udris et al., 1992) bzw. die positive Gestimmtheit sowie die positive Konstruktion von Erfahrungen und Erwartungen an zukünftige Ereignisse herausarbeiten (Weber, 1999).

Personale, interpersonale und externe Ressourcen stehen in komplexer Wechselbeziehung, begünstigen sich oft gegenseitig

In vielen Fällen bedingen und begünstigen sich personale, interpersonelle und externe Ressourcen wechselseitig (vgl. differenzierter Aymann, 1992). Beispielsweise können durch gute Kontaktfähigkeit leichter persönliche Beziehungen aufgebaut werden, die ihrerseits wiederum mehr soziale Unterstützung bedeuten (Küfner et al., 2006). Hobfoll (1989) spricht in diesem Zusammenhang von Ressourcengewinnspiralen sowie Ressourcenverlustspiralen.

Auf der zeitlichen Dimension lässt sich schließlich zwischen *stabilen* versus *variablen* Ressourcen unterscheiden. Umwelt stellt ein relativ stabiles Gebilde dar. Als ebenfalls relativ stabil kann man den Zugang zu sozio-kulturellen Gütern (z.B. zu Vereinen), oder aber auch die Qualität sozialer Beziehungen werten (vgl. zusammenfassend Röhrle, 2003). In diesem Sinne stabil ist auch die lokale und soziale Verortung der Person (Heimat, soziale Integration). Viele Ressourcen sind hingegen passagerer Art, wie z. B. erfreuliche alltägliche Ereignisse („Uplifts" als Gegenpol zu alltäglichen Ärgernissen („Hassles"; Kanner et al., 1981). Letztlich zählen auch soziale Unterstützungsformen mit wenigen Ausnahmen zu solchen eher variablen Ereignissen. Auch personale Ressourcen können stabil (und damit zugleich in der Regel situationsübergreifend) oder variabel sein: So kann eine Person entweder stabil oder aber nur in bestimmten Situationen selbstbewusst bzw. optimistisch sein.

Merke:

Die Ressourcenqualität von Merkmalen der Umwelt oder des Patienten selbst hängt von den Zielen der Person und den Aufgaben ab. Externe Ressourcen sind Möglichkeiten im Umfeld der Person; interpersonelle Ressourcen ergeben sich aus den Systemen, in denen die Person lebt. Intrapersonelle Ressourcen entsprechen den Fähigkeiten, Fertigkeiten und Möglichkeiten der Person selbst. Aus dem Zusammenspiel verschiedener Ressourcenformen entwickelt sich im günstigen Fall eine Ressourcengewinnspirale.

1.3 Das Verhältnis von Problemen und Ressourcen

Probleme und Ressourcen werden in der Literatur auf einem relativ hohen Abstraktionsniveau in Opposition zueinandergesetzt: Die Orientierung hin auf die Stärken der Person wird mit der Problemorientierung (Grawe, 1997;

de Shazer, 1989; Walter & Peller, 2004), einer pathogenetischen Tradition (Antonovsky, 1987), Vulnerabilitäten (Jerusalem, 1990) bzw. einer Defizitperspektive (Hobfoll, 1989; Nestmann, 1996) kontrastiert. Im Unterschied zu einer solch polaren Gegenüberstellung werden die Problem- und die Ressourcenseite hier als sich ergänzende Perspektiven verstanden. Damit werden Ressourcen und Probleme als separate, zumindest teilweise unabhängige Dimensionen konzeptualisiert; die Verfassung der Person kann dementsprechend im zweidimensionalen Raum durch zwei Vektoren, je einen für Ressourcen und Vulnerabilitäten charakterisiert werden (Unabhängigkeitsmodell; vgl. ähnlich Becker, 1998; Lutz, 2011 für die Gesundheitspsychologie). Das Unabhängigkeitsmodell hat den Vorteil, dass die Probleme der Person durch eine Orientierung auf die Ressourcen der Person nicht relativiert oder verleugnet werden und Therapeuten gleichzeitig diszipliniert werden, ihre Aufmerksamkeit sowohl auf die Probleme als auch auf die Ressourcen einer Person auszurichten.

Ressourcen und Probleme sind zumindest teilweise voneinander unabhängig und sollten getrennt voneinander betrachtet werden

2 Zur Indikation eines ressourcenorientierten Vorgehens in der Psychotherapie

Ressourcenorientierung in der Psychotherapie ist eine transdiagnostisch relevante Orientierung, d.h. eine störungsübergreifende Perspektive. Zugleich ist diese Orientierung therapieschulenübergreifend und integrativ: Einerseits werden diagnostische und therapeutische Strategien aus verschiedenen Therapieschulen genutzt, um die Ressourcen von Patienten zu explorieren und zu nutzen; andererseits lassen sich die unterschiedlichen methodische Zugänge zur Aktivierung und Förderung von Ressourcen im Rahmen verschiedener Therapieansätze nutzen (Frank, 2010; Klemenz, 2003; Grawe, 1998). Grawe und Grawe-Gerber (1999) verstehen Ressourcenorientierung als pervasives Prinzip der therapeutischen Prozessgestaltung. Das Ressourcenkonzept ermöglicht die stringente und planvolle Integration von Methoden und Vorgehensweisen aus verschiedenen therapeutischen Ansätzen – durch die Ausrichtung auf das gemeinsame Ziel „Ressourcenaktivierung" kann hierbei eine beliebige Kombination therapeutischer Techniken vermieden werden.

Ressourcenaktivierung ist transdiagnostisch und therapieschulenübergreifend relevant

Eine allgemeine Indikation für die Ausrichtung des therapeutischen Vorgehens auf die Ressourcen einer Person ergibt sich aus ihrer Demoralisation. Demoralisation bedeutet nach Frank und Frank (1991), dass eine Person

Demoralisation, d.h. Hilf- und Hoffnungslosigkeit von Patienten als allgemeine Indikation für die gezielte Aktivierung von Ressourcen

hilf- und hoffnungslos ist, den Glauben an ihre eigene Handlungsfähigkeit verloren hat und sich nicht mehr zutraut, ihre Lebensaufgaben zu erfüllen. Die Person hat den Eindruck gewonnen, irgendwie „ver-rückt" zu sein. Ihr Selbstwertgefühl ist niedrig und wird durch fortdauernde negative Erfahrungen so in Mitleidenschaft gezogen, dass es zu einer „Erosion des Selbst" kommt. Die pervasiv negative – geradezu habituelle – Affektivität ist mit dem Verlust – oder zumindest einer Einschränkung – der Handlungsfähigkeit verbunden, was wiederum das negative Selbstbild bestätigt. Es entsteht ein Teufelskreis, der über pessimistische Erwartungen, fehlendes Selbstvertrauen und negative Erfahrungen zu erneuter Demoralisierung führt und die Hoffnungslosigkeit verstärkt. Patienten suchen nach Frank (1981) die Behandlung nicht wegen ihrer Symptome, sondern ihrer Demoralisation auf: Ausdrücklich wird angenommen, dass Symptome nur die „Eintrittskarte" für die Psychotherapie sind. Damit rücken eher die Folgen der Symptomatik in den Blickpunkt des Interesses; sie können nach Schulte (1993) therapieschulenübergreifend konzeptualisiert werden.

Psychotherapie versucht insgesamt, Patienten beim Weg aus der Demoralisation zur Selbsteffizienzerfahrung zu unterstützen; hierbei sind Ressourcen besonders wichtig

Die Demoralisation eines Patienten sollte im Therapieverlauf durch eine gesteigerte Selbsteffizienzerwartung ersetzt werden (vgl. Bandura, 1977): „Um dies zu erreichen, müssen die Ressourcen des Klienten identifiziert und systematisch genutzt werden. (...) Anknüpfend an die bestehenden Ressourcen werden neue Lernschritte initiiert, die neue Erlebnisse beinhalten, die sowohl in Richtung der Ziele des Patienten gehen, als auch seine Selbsteffizienz steigern. Damit einher geht eine Verschiebung des Wahrnehmungs-Focus, weg von der statischen Betrachtung der Symptome und der erlebten Hilflosigkeit hin zu Erfolgen und Fortschritten" (Schindler, 1996, S. 272). Ein wichtiger Ansatzpunkt in der Psychotherapie ist nach diesen Überlegungen die Demoralisierung des Patienten: „(...) alle Formen der Psychotherapie, wenn sie gelingen, beheben dysphorische Gefühle, fachen Hoffnung wieder an, heben im Patienten das Bewusstsein, sich selbst und seiner Umgebung gewachsen zu sein, und richten allgemein seine Moral wieder auf. Folglich wird er fähig, seine Probleme anzugehen" (Frank, 1981, S. 451). Remoralisierung ist vor allem durch eine Zunahme positiver Affekte und die Rückgewinnung der Handlungsfähigkeit gekennzeichnet; hierbei spielt die Aktivierung und Nutzung von Ressourcen eine besondere Rolle (vgl. dazu im Einzelnen Kapitel 1.1).

Das Phasenmodell der Psychotherapie von Howard et al.: Ressourcenaktivierung als erste Aufgabe von Psychotherapie

Phasenmodell der Psychotherapie von Howard

Auch das Phasenmodell der Psychotherapie von Howard (Howard, Lueger, Maling & Martinovich, 1993; Lueger, 1995) verweist darauf, dass Ressourcen bereits früh aktiviert werden sollten: Howard (1991) geht davon aus, dass psychische Probleme in Verarbeitungs- und Handlungsstrukturen der Person wurzeln, die über lange Zeit unproblematisch oder sogar adaptiv sein können. Bei bestimmten Umweltanforderungen führen sie jedoch zu Schwierigkeiten, die sich in Symptomen psychischer Störungen ausdrücken können. Das Erleben der Person, über einen längeren Zeitraum diese Symptome nicht bewältigen zu können, führt zur Demoralisation. Psychotherapie macht diesen Prozess rückgängig, indem sie in der ersten Phase der Therapie die Person remoralisiert (Remoralisierungsphase), dann zur Beseitigung der Symptome beiträgt (Remediation) und schließlich zum Schluss die Strukturveränderung und damit Verbesserung der psychosozialen Anpassung (Rehabiliation) fördert.

Ressourcen sollten früh aktiviert werden

Eine weitere allgemeine Indikation für ein ressourcenorientiertes Vorgehen ergibt sich aus Befunden der differenziellen Psychotherapieforschung – also Untersuchungen zu der Frage, in wie weit die Passung zwischen bestimmten Patientenmerkmalen und einem therapeutischen Angebot zu einem erfolgreicheren Therapieergebnis beitragen kann. Auch wenn die Befunde in diesem Bereich eher unsystematisch und zum Teil auch widersprüchlich sind, scheint eine Abstimmung des therapeutischen Angebots, z. B. auf den interpersonellen Stil (z. B. autonom vs. anlehnungsbedürftig; Beutler et al, 1991), die Handlungsorientierung der Person (Hartung, 1990; Znoj, Grawe & Jeger, 2000) oder den kognitiven Stil (Elkin, 1994) mit einem besseren Therapieerfolg einherzugehen (vgl. näher Kapitel 6.1). Die entsprechenden Patientenmerkmale werden hier als Ressourcen (und nicht problematische Defizite) verstanden, sie stellen bei entsprechender Prozessgestaltung und Interventionswahl das „Kapital“ der Person dar („Kapitalisationshypothese“; Rude & Rehm, 1991) .

Ergebnisse der differenziellen Therapieforschung sprechen dafür, dass das therapeutische Angebot auf die Ressourcen der Person abgestimmt werden sollte

Ressourcenaktivierung ist besonders bei Beziehungs- und Motivationsproblemen wichtig

Eine spezielle Indikation für ein prononciert ressourcenaktivierendes Vorgehen ergibt sich schließlich aus ungünstigen therapeutischen Prozesscharakteristika. In diesem Sinne konnten Dick, Grawe, Regli und Heim (1999) in einer Untersuchung adaptiver Indikationsentscheidungen im Therapieprozess zeigen, dass die Nutzung und Aktivierung von Ressourcen bei folgenden Problemkonstellationen speziell indiziert ist:

1. Wenn Patienten nur wenig motiviert und engagiert mit dem Therapeuten zusammenarbeiten und sich wenig um Kooperation oder um die Erreichung der Therapieziele bemühen,
2. wenn Patienten nur geringe Fähigkeiten aufweisen, sich auf die therapeutische Beziehung und auf die Zusammenarbeit mit dem Therapeuten einzulassen (z. B. aufgrund eines eingeschränkten interpersonellen Repertoires),
3. wenn sie nur wenig Bereitschaft zeigen, eigene Beiträge zur Problembewältigung zu leisten.

Unter störungsbezogener Perspektive sehen Dick et al. (1999)

4. besonderen Bedarf für ein ressourcenorientiertes Vorgehen bei negativ gestimmten Patienten.

Merke:

Eine allgemeine Indikation für ressourcenorientiertes Arbeiten ist die Demoralisation von Patienten, d.h. ihre Hilf- und Hoffnungslosigkeit sowie ihr niedriger Selbstwert. Die Aktivierung von Ressourcen fördert die Selbsteffizienzerwartung und damit positive Affekte sowie eine günstige Handlungsregulation. Eine spezielle Indikation für ein prononciert ressourcenbezogenes Vorgehen ergibt sich aus Motivations- und Beziehungsproblemen. Ressourcen sollten früh in der Therapie aktiviert werden.

3 Theoretische Vorstellungen zur Funktion von Ressourcen

Traditionell sind ressourcenorientierte Perspektiven und Methoden insbesondere in systemischen Therapieansätzen entwickelt und ausdifferenziert worden. Theoretisch wurden diese Ansätze vor allem konstruktivistisch bzw. systemtheoretisch begründet. Viele systemische Theoretiker lehnen eine intrapsychische („psychologisierende") Fundierung von Veränderungsprozessen aus erkenntnistheoretischen Gründen ab (von Schlippe & Schweitzer, 2000) – eine Einbettung in allgemeinpsychologische Ansätze erscheint gleichwohl sinnvoll und möglich: So verweisen gerade motivations- und emotionspsychologische Ansätze auf die besondere Relevanz eines therapeutischen Vorgehens, das die Ressourcen wahrnimmt, erlebbar macht und für den Veränderungsprozess nutzt. Entsprechend wird im Folgenden die Funktion von Ressourcen im Handlungsprozess unter einer motivationspsychologischen Perspektive nachgezeichnet. Anschließend werden die Bedeutung positiver Affekte und neuropsychologische Implikationen diskutiert. Abschließend wird darauf eingegangen, welche Bedeutung die Ressourcenaktivierung für die therapeutische Beziehung hat.

3.1 Psychische Störungen und Handlungskontrolle – die motivationspsychologische Perspektive

Gerade weil Ressourcen mit den Zielen und Motiven einer Person verbunden sind, bietet sich eine motivationspsychologische Perspektive auf ihre Funktion an. Heckhausen (1987a) gliedert eine Handlung in seinem Rubikonmodell in vier Handlungsphasen (vgl. Abbildung 2): Auf die prädezisionale Motivationsphase des „Wünschens und Wollens", die durch die Intentionsbildung („Rubikon") abgeschlossen wird, folgen die präaktionale Volitionsphase der „Planung" sowie die aktionale Volitionsphase. Abgeschlossen wird der Handlungsprozess durch die postaktionale Motivationsphase, in der die Handlung bewertet wird.

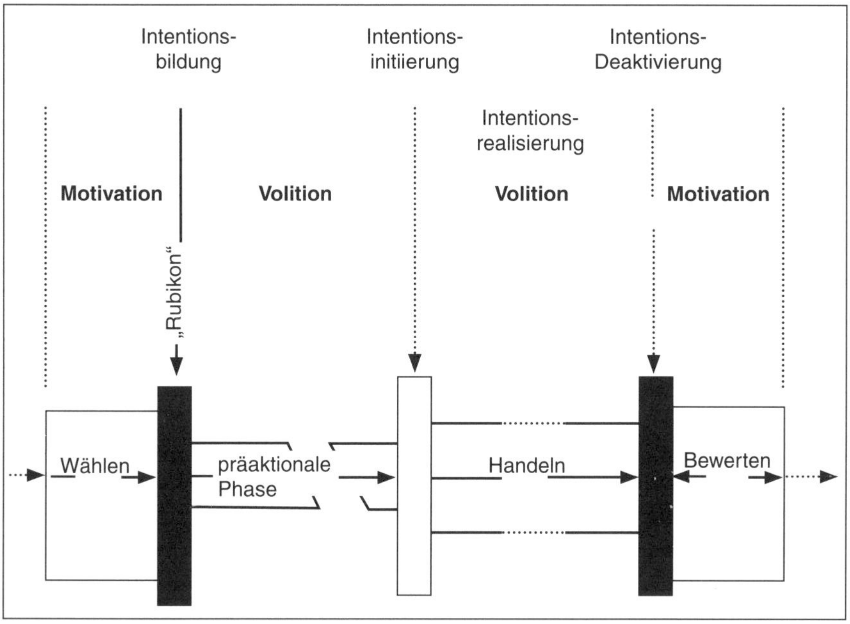

Abbildung 2: Das Rubikonmodell nach Heckhausen (1987a)

3.1.1 Wünschen und Wollen – die prädezisionale Motivationsphase

Die prädezisionale Motivationsphase spielt bei unerwarteten Ereignissen, Situationen fraglicher Günstigkeit oder neu auftauchenden Problemen (die bei psychischen Störungen aus Sicht der Person oft gegeben sein dürften) eine wichtige Rolle (s. Heckhausen, 1987b). Ob eine Person den Entschluss fasst, einer solch schwierigen Situation auszuweichen oder sich ihr aktiv zu stellen, hängt letztlich von drei Komponenten ab:

1. dem Wert der Handlungserreichung bzw. des -ziels, der von der Valenz aller berücksichtigten Handlungsfolgen abhängt („Wünschbarkeit"),
2. der Ergebniserwartung, d. h. der Erwartung, mit einem bestimmten Verhalten ein bestimmtes Ergebnis zu erzielen, und

3. der Kompetenzerwartung, d. h. der Überzeugung der Person, es selbst in der Hand zu haben, die Dinge durch ihr Verhalten zu ändern (z. B. Bandura, 1982; Heckhausen, 1987b; Schwarzer, 1994): Je mehr die Person davon überzeugt ist, mit Hilfe positiv eingeschätzter Umstände oder Verhaltensweisen, insbesondere eigener Fähigkeiten, die Probleme zu bewältigen, desto eher bildet sie entsprechende, zum Handeln führende Absichten.

Mit unterschiedlichen Schwerpunkten je nach Patient liegen bei psychischen Störungen in diesen Bereichen ungünstige Voraussetzungen vor: Durch die oft jahrelange Problembeeinträchtigung hat die Person kaum noch Bezug zu den positiven Zielzuständen, sondern weiß nur noch, was sie nicht will („Push"-Motivation sensu Kanfer, Reinecker & Schmelzer, 1996). Zudem zeigen motivationspsychologische Prozessanalysen, dass sich Personen im Verlauf der prädezisionalen Phase – im Sinne eines „advocatus diaboli" – zunächst auf Gründe gegen die zu bildende Absicht konzentrieren (Gollwitzer & Heckhausen, 1987; Achziger & Gollwitzer, 2010). Erst im Anschluss an diese Gegenredephase wird bedacht, welche negativen Folgen die Nicht-Realisation der Absicht haben könnte; und erst danach werden die positiven Aspekte der Handlung fokussiert. Negative Affekte wirken sich ungünstig auf diesen Entscheidungsprozess aus: Es treten Stimmungskongruenzeffekte auf, die zu einer leichteren Zugänglichkeit affektiv negativer Inhalte führen; affektiv ähnliches Material wird bevorzugt wahrgenommen und enkodiert (vgl. Carver & Scheier, 1991; Kuhl & Goschke, 1994; Abele, 1995): Der Patient hat dementsprechend sehr guten Zugang zu negativen Aspekten einer Handlung, Bedenken hinsichtlich der Erreichbarkeit des jeweiligen Ziels und Zweifeln an den eigenen Fähigkeiten. Die im Zusammenhang mit den negativen Ergebnis- und Kompetenzerwartungen sowie den negativen Erfahrungen im Handlungsverlauf auftretenden negativen Affekte führen so zu einem negativen Teufelskreis, der den Entschluss für eine aktive Problembewältigung behindert. Es kommt zur Aufrechterhaltung der ungünstigen Stimmungslage. Der Handlungsprozess in Richtung auf eine zufriedenstellende Problembewältigung bricht somit oft bereits in der prädezisionalen Phase – und damit vor der Entscheidung, Probleme aktiv anzugehen – ab.

Ressourcenaktivierung fördert positive Affekte und Erwartungen und ermöglicht der Person so, sich für eine aktive Auseinandersetzung mit ihrem Problem zu entscheiden

Merke: Die Aktivierung von Ressourcen setzt an zentralen Komponenten der prädezisionalen Handlungsphase an

1. Indem bereits zielführende Situationen und Verhaltensweisen vergegenwärtigt werden, kommt die Person emotional in Kontakt mit den positiven Gefühlen, die mit der Zielerreichung verbunden waren. Dadurch wird die Wünschbarkeit dieser Handlungsergebnisse wie auch der Handlungen selbst erhöht.
2. Durch die Nachzeichnung solcher Wege und Verhaltensweisen, über die die Person sich bereits den Zielen angenähert hat, steigt die Ergebniserwartung.

3. Bei einer ressourcenorientierten Perspektive interessiert sich der Therapeut gerade dafür, welche Verhaltensweisen der Person selbst oder welche Umstände in ihrem Umfeld dazu beigetragen haben, dass sie schon einmal ihren Zielen zumindest etwas angenähert hat. Durch diese Akzentuierung bzw. Spiegelung ihrer Möglichkeiten wird die Kompetenzerwartung günstig beeinflusst. Dies gilt besonders dann, wenn die Person günstige Handlungsverläufe sich selbst und nicht den Umständen oder anderen Personen zuschreibt.
4. Über die Ressourcen werden affektiv positiv getönte Inhalte aktiviert, die den negativen Aufschaukelungsprozess bei psychischen Störungen unterbrechen und den Zugang zu positiven Selbstaspekten erleichtern.
5. Die Person kann sich vor dem Hintergrund dieser positiven Erwartungen und Erinnerungen an eigene Möglichkeiten eher dazu entschließen, ihre Probleme aktiv anzugehen.

3.1.2 Planung und Umsetzung – die Volitionsphasen

Nachdem sich die Person für eine bestimmte Absicht entschieden (den „Rubikon“ überschritten hat) hat, steigt sie in die *präaktionale Volitionsphase* der Planung ein. Hier wirkt sich eine günstige Kompetenzerwartung weiterhin förderlich aus: Nur wenn sich die Person prinzipiell zutraut, bestimmte Teilhandlungen auszuführen, wird sie eine weitere Detailplanung vornehmen, die spezifischere Ausführungsintentionen umfasst: Ich will auf folgende Weise mit xy beginnen, sobald die Bedingungen erfüllt sind. Gerade eine planende Bewusstseinslage und die mit ihr verbundene Formulierung und Ausdifferenzierung von Ausführungsintentionen erhöht die Chancen, dass eine Absicht umgesetzt wird, wesentlich (Achziger & Gollwitzer, 2010). Personen mit psychischen Störungen haben regelmäßig Schwierigkeiten damit, in eine planende Bewusstseinslage zu kommen: Sie generieren z. B. weniger Planungsgedanken und Lösungsalternativen; gleichzeitig haben sie Schwierigkeiten geeignete Problemlösungen auszuwählen (D'Zurilla & Nezu, 2006). Gollwitzer (1991, 1996a) nimmt an, dass die Person Zweifel an der Erreichbarkeit von Zielen auf Grund einer global negativen Selbsteinschätzung der eigenen Fähigkeiten hat und verbindliche Zielsetzungen dadurch eher unterdrückt werden.

Merke: Ein ressourcenorientiertes Vorgehen fördert günstige Handlungsregulationsprozesse in der präaktionalen Volitionsphase

Ressourcenaktivierung fördert eine optimistischere Grundhaltung und damit die Handlungsplanung

1. Die Kompetenzerwartung, die Selbsteinschätzung der Person und eine optimistischere Grundhaltung als Eingangsvoraussetzung in die Planungsphase werden durch die Aktivierung von Ressourcen insgesamt verbessert.
2. Indem die Person durch Aktivierung von Ressourcen in Kontakt mit eigenen positiven Erfahrungen gebracht wird, wird eine optimistische Grundhaltung gefördert. Die positivere Affektlage fördert eine planende Bewusstseinslage

und trägt zu vermehrter Kreativität, Offenheit und Effizienz wie auch der Wahrnehmung von mehr Handlungsoptionen bei (Fredrickson & Cohn, 2008; Isen, 2000).
3. Werden für die jeweilige Aufgabe spezifische Ressourcen aktiviert, ist mit der Analyse der Ressourcen gleichzeitig eine Detailplanung verbunden: Wo und wann hat es die Person bereits wie geschafft, zielführende Schritte zu gehen? Indem dabei auf Routinen der Person zurückgegriffen wird, kann gleichzeitig eine kognitiv „sparsamere" Planung erfolgen: Die Person muss nicht jeden einzelnen Teilaspekt erinnern, sondern kann sich auf größere automatisierte Handlungsschritte beziehen.

Automatisierte Verhaltensmuster, die in Ressourcen der Person stecken, werden für die Planung genutzt

Im *aktionalen Abschnitt der Volitionsphase* geht es um die Kontrolle der Handlungsausführung: Handlung und Intentionen müssen gegen andere Ziele bzw. Intentionen und Ablenkungen abgeschirmt werden (vgl. Hartung, 1990). Hierbei sind neben situativen Bedingungen die Absichtsstärke und Erfahrungen im Handlungsverlauf relevant. Auf Seiten der Person spielt die aktuelle und dispositionale Handlungs- oder Lageorientierung der Person eine Rolle (vgl. Kuhl, 1983; Kuhl & Beckmann, 1994). Als lageorientiert bezeichnet Kuhl Personen, deren Absichten häufig in degenerierter Form vorliegen, z. B. indem sie misserfolgsorientiert sind, ihre Absichten nicht stark genug sind, oder die Planung nicht ausreichend entwickelt ist.

Insgesamt fällt es im lageorientierten Zustand schwer, negativen Affekt herunter zu regulieren. Degenerierte Absichten sollen die Aufmerksamkeit einer Person binden und damit andere Aktivitäten bzw. die Abschirmung gegen konkurrierende Motivationstendenzen behindern. Lageorientierung wird entsprechend als ein Defizit der volitionalen Effizienz bezeichnet (z. B. Kuhl & Beckmann, 1994; Heise, 1998; Kosfelder, 2000).

Merke: Ein ressourcenaktivierendes Vorgehen fördert eine günstige volitionale Handlungssteuerung

Ressourcenaktivierung fördert die Konzentration auf die Handlung und die Nutzung von Routinen

1. Es werden Routinen und damit automatisierte (Teil-)Handlungen aktiviert, die weniger Aufmerksamkeitskapazität binden. Der Rückgriff auf automatisierte Teilhandlungen erleichtert die Inhibition aufgabenirrelevanter bzw. negativer Informationen; die aktuelle Handlung wird weniger leicht gestört.
2. Durch die Fokussierung auf Fähigkeiten und Fertigkeiten der Person, aber auch auf konkrete bereits erfolgte Problemlösungsschritte werden in der therapeutischen Interaktion handlungsorientierte Ansätze aktualisiert und lageorientierte Perserverationstendenzen eher gehemmt.
3. Mit der Fokussierung zielführender Inhalte, die eher mit positiven Affekten verbunden sind, wird die Gegenregulation negativer Affekte unterstützt.
4. Über eine konsequente Aktivierung handlungsorientierter Ansätze und die Auswertung von Fortschritten in Hinblick auf Ressourcen der Person wird die dispositionale Handlungsorientierung im Therapieverlauf gefördert.

3.1.3 Wie ist es eigentlich gelaufen? Die postaktionale Motivationsphase

Nachdem die Person die Handlung beendet hat, tritt sie in die *postaktionale Motivationsphase* ein, in der die Handlung rückschauend ausgewertet und bewertet wird: In wie weit und aus welchen Gründen wurde das intendierte Ziel erreicht? Aus diesen Bewertungen werden Konsequenzen für zukünftige Handlungen abgeleitet; gegebenenfalls bildet die Person direkt neue Absichten, in die idealerweise bisherige Erfahrungen eingehen und zur Anpassung von Erwartungen genutzt werden. Personen blicken in der postaktionalen Phase somit nicht nur zurück in die Vergangenheit, sondern auch in die Zukunft. Diese „Janusköpfigkeit" macht die postaktionale Phase zu einer wichtigen Schaltstelle für weitere Handlungen. Idealerweise ist die in der postaktionalen Phase auftretende *bewertende Bewusstseinslage* durch die Ausrichtung auf bewertungsrelevante Informationen, unparteiische Informationsverarbeitung sowie den Abgleich zwischen Erwartung an und Ergebnis der Handlung gekennzeichnet (Gollwitzer, 1996b). Grundsätzlich wird bei Handlungsergebnissen, mit denen die Person nicht zufrieden ist (Kuhl & Weiß, 1994) oder bei gleichzeitig bestehenden, stark auf Umsetzung drängenden Absichten (Beckmann & Heckhausen, 1988) eher zu wenig Zeit auf die Auswertung der Handlung verwendet. Wenn Patienten ihren Ansprüchen nicht genügen bzw. aufgrund ihrer negativen Affekte das Handlungsergebnis schnell und pauschal als Misserfolg interpretieren, dürften sie demnach zu einer verkürzten postaktionalen Phase neigen. Einerseits kann dies dazu führen, dass sie den Handlungsverlauf und sein Ergebnis nicht systematisch genug auswerten und nutzbare Ansätze gar nicht wahrnehmen. Andererseits kann sich die Person nicht von ihren Misserfolgen freimachen und daher nicht voll auf weitere Handlungen konzentrieren (vgl. Kuhl, 1983b).

Personen mit psychischen Störungen fällt es aufgrund ihrer negativen Affektlage schwer, das Handlungsergebnis unvoreingenommen einzuschätzen. Sie neigen eher dazu, negative Aspekte bevorzugt wahrzunehmen, positive zu unterschätzen bzw. auf die Distanz zum Ziel zu fokussieren. Bei langandauernder psychischer Belastung ist das Ziel zudem eher global bzw. als Vermeidungsziel (Push-Motivation; Kanfer et al., 1996) repräsentiert, so dass nicht leicht zu entscheiden ist, ob es erreicht wurde. Patienten bringen damit ungünstige Voraussetzungen für eine klare Beurteilung der Zielerreichung mit, insbesondere dann, wenn ihr Anspruchsniveau überhöht oder eher schwankend ist (Egan, Wade & Shafran, 2011). Zudem haben Patienten die Erfahrung gemacht, dass ihre Situation stabil ungünstig bleibt und scheinbar nicht von ihnen beeinflusst werden kann; kleine Problemlösungsschritte dürfen aus ihrer Sicht nicht überschätzt werden. Das überhöhte Anspruchsniveau führt zu eher ungünstigen (bzw. sogar vernichtenden) Bewertungen eigener Handlungen, so dass zielführende Teilschritte übersehen werden.

Versuche in Richtung auf das Ziel sollten *ausführlich* und mit (recht) starrem Blick auf positive Ansätze ausgewertet werden

Die Bewertung der Handlung stellt gleichzeitig die Weichen dafür, ob die Person die Absicht persistierend weiterverfolgt oder aber aufgibt. Bei dieser Entscheidung sind Kausalattributionen der Person wesentlich (vgl. Heckhausen, 1989). Kommt die Person zu der Einschätzung, dass ein schlechtes oder unvollkommenes Handlungsergebnis auf ihre zu geringen Fähigkeiten zurückzuführen ist, wird sie ihre Bemühungen einstellen. Geht sie dagegen davon aus, dass sie persönlich, mit ihren Fähigkeiten und Möglichkeiten, zu – auch unperfekten – Fortschritten beigetragen hat, wird sie eher neue Initiierungs- und Ausführungsvorsätze fassen und so die Chancen erhöhen, die Zielintention erfolgreich zu realisieren.

Ressourcenaktivierung fördert eine günstige Bilanzierung zielführender Schritte

Merke: Indem sich Therapeuten in der postaktionalen Phase auf die Ressourcen der Person hin orientieren, tragen sie potenziell zu einer günstigen Handlungsregulation bei

1. Die Grundorientierung auf Ressourcen der Person trägt zu einer ausführlichen postaktionalen Analyse bei, auch wenn die Handlung vordergründig nicht erfolgreich war. Mit einer ressourcenorientierten Grundhaltung ist der Therapeut darauf ausgerichtet, auch kleine Fortschritte zu internalisieren und Schwierigkeiten zu externalisieren (d.h. der Situation oder Aufgabe zuzuschreiben). Die Auswertung der Handlung wird dabei so gestaltet, dass am Ende prinzipiell auch die Entscheidung stehen kann, sich von der jeweiligen Intention zu lösen (im Sinne einer Akzeptanz- statt Veränderungsorientierung; vgl. Kanfer et al., 1996). Ein solches Ergebnis kann zu einem therapeutischen Arbeitsauftrag führen („Wie können Sie es schaffen, sich damit abzufinden?").
2. Bei ressourcenorientierter Ausrichtung der Analyse findet eine Aufmerksamkeitslenkung weg von den Defiziten hin zu den Möglichkeiten der Person statt. Diese kann die ungünstigen affektiven Voraussetzungen der Person aufbrechen und gegebenenfalls zu einer differenzierteren Wahrnehmung möglicherweise zielführender Teilhandlungen führen. Grundsätzlich kann zumindest gewürdigt werden, dass die Person bereit und in der Lage war, sich aktiv anzustrengen und nicht aufzugeben.
3. Durch die Anregung zur kleinschrittigen Analyse wird die Entwicklung spezifischer Zielvorstellungen gefördert, die einerseits die Kriterien für die Zielerreichung konkretisieren und andererseits dazu beitragen, dass ein überhöhtes Anspruchsniveau relativiert wird.
4. Die Orientierung auf in der Situation genutzte zielführende Reaktionsbereitschaften der Person fördert einen günstigen Attributionsstil, bei dem Erfolge internalisiert und Misserfolge externalisiert werden.
5. Werden die Erfahrungen der Person mit einem ressourcenorientieren Fokus genau ausgewertet, wird der Person „empirisch" deutlich, dass sie in der Lage ist, ihre Probleme anzugehen. Dies fördert gleichzeitig ein positives Selbstbild.

Das Rubikonmodell stellt eine idealtypische Beschreibung von Handlungsverläufen dar. Im konkreten Fall sind die einzelnen Phasen häufig nicht klar voneinander getrennt bzw. gehen ineinander über. Gleichzeitig sind die Bezüge zwischen den verschiedenen Phasen rekursiv. Im Rahmen der Aktivierung von Ressourcen kann es daher auch bei der Umsetzung oder Auswertung einer Handlung sinnvoll sein, noch einmal positive Vorerfahrungen der Person in Erinnerung zu rufen und damit den Entschluss zur Handlung zu aktivieren und zu festigen. Das Modell ermöglicht es den Stand der Handlung zu reflektieren und abgestimmt auf den aktuellen Verlauf einzelne Ressourcen gezielt zu fokussieren.

Merke: Die Aktivierung von Ressourcen fördert eine günstige Handlungsregulation im Sinne des motivationspsychologischen Rubikonmodells von Heckhausen (1987b)

1. Bei der Entscheidung für eine Absicht trägt sie zur Attraktivität des Ziels bei. Sie fördert die Erwartung, das Ziel mit bestimmten Handlungen erreichen zu können und stärkt durch den Blick auf die eigenen Möglichkeiten die Kompetenzerwartung der Person.
2. Bei der Planung und Durchführung wird die Konzentration auf die Handlung gefördert und eingespielte Reaktionsmuster genutzt.
3. Bei der Auswertung der Handlung werden zielführende Schritte deutlich herausgearbeitet und die Anteile, die die Person selbst daran hat, fokussiert.

3.2 Die Bedeutung der Affekte

Wie bereits angesprochen, kommt Affekten bei der Handlungsregulation eine besondere Rolle zu (Carver & Scheier, 1990). Ergebnis- und Kompetenzerwartung werden im Handlungsfluss zunächst einerseits als unklare, präverbale Einschätzung und andererseits als positiver oder negativer Affekt erlebt.

„Broaden and Built": Positive Affekte verbreitern Möglichkeitsraum

Aus entwicklungspsychologischer Perspektive hat Fredrickson (1998, 2001, 2009) die Rolle positiver Affekte für die Ausbildung und Nutzung von Ressourcen herausgearbeitet. Im Rahmen ihrer „Broaden and Built"-Theorie geht sie davon aus, dass positive, eine Zielannäherung signalisierende Empfindungen das Gedanken- und Handlungsrepertoire einer Person vergrößern („broaden") und auf diese Weise den Aufbau mentaler, physischer und interpersoneller Ressourcen fördern („built"). Dieser Annahme entsprechend zeigte sich in verschiedenen Untersuchungen, dass das Erleben positiver Emotionen einhergeht mit vermehrter Kreativität, Offenheit und Effizienz wie auch der Wahrnehmung von mehr Handlungsoptionen (Fredrickson & Cohn, 2008; Isen, 2000). Zudem zeigte sich in Untersuchungen, dass positive Empfindungen die (physiologischen) Auswirkungen negativen Erlebens aufheben („undoing effect"; Tugade & Fredrickson, 2004) und einen resilienten Umgang mit negativen Erlebnissen fördern (z. B. Fredrickson,

Positive Affekte fördern Kreativität und Durchhaltevermögen

Positive Affekte fördern Sinnerleben, Selbstakzeptanz und Resilienz

Tugade, Waugh & Larkin, 2003; Tugade & Fredrickson, 2004). Schließlich konnten Fredrickson und Joiner (2002) sowie Burns et al. (2008) zeigen, dass sich eine positive Gefühlslage und positives Copingverhalten wechselseitig verstärken: Positive Empfindungen begünstigen positives Coping, welches wiederum das Erleben positiver Empfindungen fördert usw. Im Rahmen einer Interventionsstudie konnten Fredrickson, Cohn, Coffey, Pek und Finkel (2008; Cohn & Frederikson, 2010) schließlich zeigen, dass das Einüben einer spezifischen Meditationsform („Liebende-Güte-Meditation") einhergeht mit einer nachhaltigen Zunahme positiver Emotionalität, welche wiederum eine Zunahme verschiedener personaler Ressourcen bedingt (u. a. Sinnerleben, Selbstakzeptanz, soziale Unterstützung, Resilienz). Die Zunahme dieser Ressourcen erwies sich im Weiteren als prädiktiv für eine Zunahme an Lebenszufriedenheit und eine Abnahme depressiver Symptomatik. Auch wenn die Annahmen der „Broaden and Built"-Theorie bislang nicht im Kontext klinisch-psychologischer Prozessforschung untersucht wurden, lassen diese Befunde annehmen, dass die unmittelbare Fokussierung positiver Emotionen wie auch die mittelbare Förderung positiven Erlebens durch eine Fokussierung auf Ressourcen den therapeutischen Veränderungsprozess günstig beeinflusst (vgl. z. B. Koban, Willutzki & Schulte, 2005): Der Zugang zu alternativen Bewältigungsmöglichkeiten und die Aufnahmebereitschaft von Patienten werden gefördert; gleichzeitig nimmt die Bereitschaft zu, neue Verhaltensweisen auszuprobieren.

Merke:

Die Aktivierung von Ressourcen „stört" die habituelle negative Orientierung bei psychischen Störungen. Sie setzt auf der affektiven Seite einen positiven Aufschaukelungsprozess in Gang: Es werden mehr Möglichkeiten wahrgenommen, die Person ist ausdauernder und baut im Verlauf weitere Fähigkeiten auf, die wiederum positiv für ihr Selbstbild sind.

3.3 Ressourcenaktivierung unter neuropsychologischer Perspektive

Unter einer neuropsychologischen Perspektiver fördert ein positiver Kontext das Lernen

Unter neuropsychologischer Perspektive begründet sich die Notwendigkeit eines ressourcenaktivierenden Vorgehens dadurch, dass Lernen besonders erfolgreich ist, wenn es in einem positiv besetzten Kontext stattfindet, d. h., wichtige bedürfnisbefriedigende Erfahrungen gemacht werden oder positive Ziele des Patienten aktiviert sind (Hüther, 2006). Der Patient befindet sich dann in einem Annäherungsmodus, der – auf der Basis spezifischer Neurotransmissionsprozesse (Abel & Kandel, 1998) – die Bahnung neuer neuronaler Netze („cell assemblies") erleichtert. In diesem Sinne fördert ein ressourcenorientiertes Vorgehen über die Aktivierung positiver Affekte auf neuronaler Ebene die Bahnung neuer Erlebens- und Verhaltensweisen. Neben dieser mittelbar-anbahnenden Wirkung sollen Interventionen, die die Fähigkeiten einer Person, positive Ziele und positive Emotionalität in den Fokus rücken auch unmittelbar wirkungsvoll sein. Vergegenwärtigt man sich, dass mit fortschreitender Bahnung eines neuronalen Netzes dieses immer leichter aktiviert werden kann (Hüther, 2006), dann sollte eine *beharrliche* Fokussierung auf und Nutzung von Stärken und Kompetenzen einer Person mit einer erhöhten (neuronalen) Repräsentanz und damit Verfügbarkeit korrespondierender Sicht- und Verhaltensweisen einhergehen. Sporadisches und relativ kurzes Aktivieren von Prozessen wird hingegen kein langfristiges Lernen ermöglichen: „Nur intensive Bahnung der erwünschten Abläufe führt dazu, dass sie eine strukturelle Grundlage im Gehirn erhalten“ (Grawe, 2004, S. 139). Unter gedächtnispsychologischer bzw. kognitiver Perspektive stellen Ressourcen als Routinen gut gebahnte neuronale Netze dar, die somit leicht aktivierbar und gegenüber Störungen (z. B. durch dysfunktionale Verhaltensweisen) relativ stabil sind. Idealerweise führt die Nutzung solcher neuronalen Muster in Problembereichen zu einer Unterbrechung dysfunktionaler Muster. Die Umsetzung dieses Prinzips ist „natürlich“ nicht einfach, sondern erfordert eine präzise Herausarbeitung der Ressourcen, abgestimmt auf das jeweilige Veränderungsziel.

Ressourcen sind gut gebahnte neuronale Netze, die schnell aktivierbar und stabil gegenüber Störungen sind

Merke:

Die Aktivierung von Ressourcen fördert positive Affekte, die unter neuropsychologischer Perspektive einen günstigen Kontext für Lernen darstellen. Erst die ausführliche und beharrliche Aktivierung positiver Inhalte führt zum Aufbau von problemdestabilisierenden Gedächtnisstrukturen. Je häufiger sie aktiviert werden, desto stabiler werden sie und desto leichter sind sie abrufbar.

3.4 Ressourcenaktivierung und die therapeutische Beziehung

Die Bedeutung der Ressourcenaktivierung für die therapeutische Beziehung hat insbesondere Grawe herausgearbeitet (Grawe, 1997; 1998; Grawe & Grawe-Gerber, 1999): „Ressourcenaktivierung geschieht zu einem großen Teil in der Therapiebeziehung, durch die Therapiebeziehung und für die Therapiebeziehung, ganz abgesehen davon, dass eine gute Therapiebeziehung als Folge einer gelungenen Ressourcenaktivierung angesehen werden kann und selbst eine wichtige Ressource des Patienten darstellt“ (Grawe, 1998, S. 136). Grawe (a.a.O.) geht davon aus, dass bei psychischen Störungen starke Inkonsistenzen zwischen den von motivationalen Schemata bestimmten Prozessen und den Erfahrungen der Person bestehen.

Ressourcenaktivierung trägt zur Qualität der Therapiebeziehung bei

Hierbei spielen die Grundbedürfnisse der Person nach Orientierung und Kontrolle, Lustgewinn und Unlustvermeidung, das Bindungsbedürfnis und das Bedürfnis nach Selbstwerterhöhung eine besondere Rolle.

Ressourcenorientiertes Vorgehen auf der Ebene der Therapiebeziehung bedeutet, dass sich der Patient vom Therapeuten durch eine gezielte Gestaltung der therapeutischen Beziehung im Sinne seiner Ziele und Fähigkeiten als Person anerkannt fühlt. Dies fördert direkt die Qualität der therapeutischen Beziehung. Über bedürfnisbefriedigende Erfahrungen wirken sich ressourcenaktivierende Interventionen auch indirekt günstig auf die therapeutische Beziehung aus (vgl. Abbildung 3): Die Anerkennung durch den Therapeuten trägt zu verbessertem Selbstwertgefühl und positivem Erleben

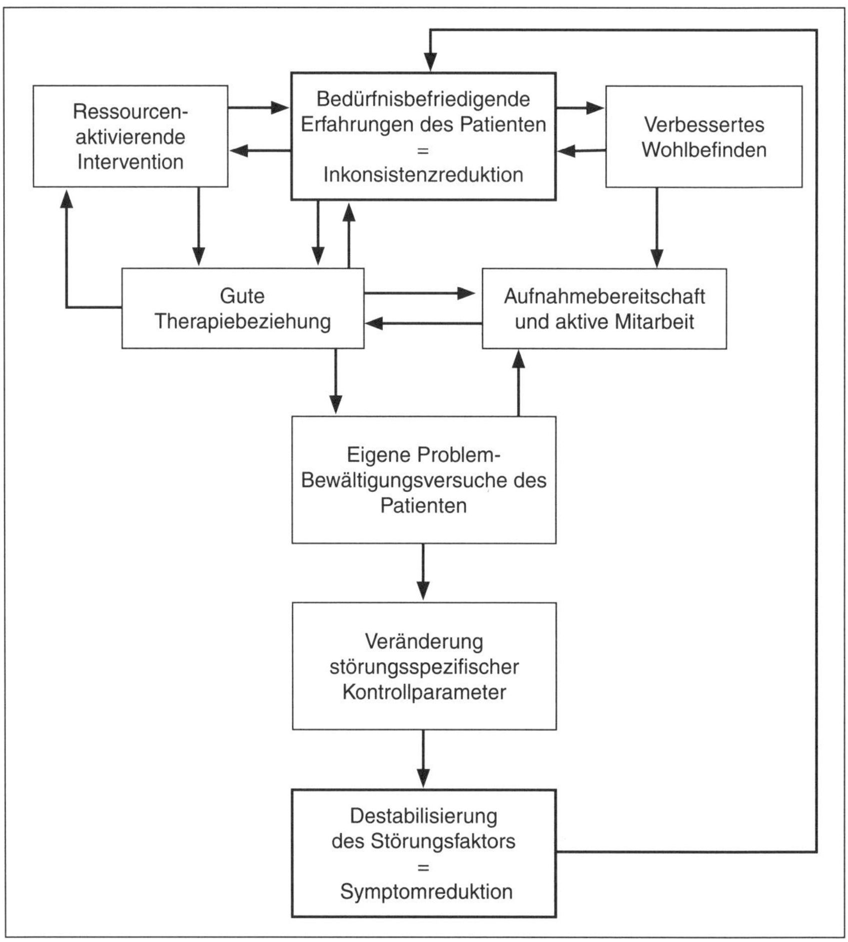

Abbildung 3: Die erste Wirkkomponente der Psychotherapie: Ressourcenaktivierung (aus Grawe, 1998, S. 543)

bei; durch ein transparentes und strukturiertes Vorgehen, das dem Patienten einleuchtet, werden z. B. Kontrollerfahrungen vermittelt.

Mit der Inkonsistenzreduktion verbessert sich das Wohlbefinden der Person, was seinerseits zu einer erhöhten Aufnahmebereitschaft beitragen soll. Dies erhöht die Wahrscheinlichkeit, dass ein Patient eigene Problembewältigungsversuche unternimmt und so störungsspezifische Kontrollparameter verändert werden, die letztlich zur Symptomreduktion führen. Diese Zusammenhänge werden rekursiv konzeptualisiert. Ressourcenaktivierende Interventionen schaffen somit mit einer guten therapeutischen Beziehung und indirekt einer hohen Aufnahmebereitschaft das Fundament, auf dem bewältigungsorientierte und bewusstseinsschaffende Interventionen erst zum Tragen kommen[1].

Ressourcenaktivierung ist Fundament für Problembewältigung und bedürfnisbefriedigende Erfahrungen

4 Diagnostik von Ressourcen

Ressourcenorientierte Diagnostik ist als Ergänzung und nicht als Alternative zur störungs- und problembezogenen Analyse zu verstehen. Sie verfolgt – komplementär zur Problemdiagnostik – das Ziel, die externen, intra- und interpersonellen Ressourcen einer Person zu erschließen. Wie auch im Problembereich müssen sich Diagnostizierende im Hinblick auf die Identifikation von Ressourcen schulen. Aufgrund der oft ausgeprägten Demoralisierung der Patienten ist nicht zu erwarten, dass sie ohne weiteres Zugang zu ihren Ressourcen haben oder global Auskunft über sie geben können. Vielmehr benötigen Patienten insbesondere in der Anfangsphase einer Therapie gezielte Anregungen, um ihre Stärken aktivieren zu können. Gleichzeitig müssen sich Therapeuten darauf einrichten, dass sie sich jenseits der Patientenperspektive um die Identifikation von Ressourcen bemühen müssen.

Ressourcen- und Problemdiagnostik stehen in einem Ergänzungsverhältnis

Ressourcenzuschreibungen sind perspektivabhängig: Es stellt sich daher in Bezug auf alle Ressourcenbereiche die Frage, welche Ressourcen die Person selbst (d. h. subjektiv) wahrnimmt und welche (objektiven) Res-

---

1 In Grawes Modell findet sich eine Differenzierung zwischen ressourcenorientiertem und bewusstseinsschaffendem bzw. bewältigungsorientiertem Vorgehen. Einerseits drückt sich hierin aus, dass Grawe ressourcenorientierte Interventionen immer wieder auf die therapeutische Beziehung zentriert (vgl. insbesondere Grawe, 1994). Andererseits lassen sich Grawes Überlegungen nicht auf diesen Punkt reduzieren: Es findet sich eine Vielzahl von Aussagen dazu, dass ressourcenorientierte Interventionen auch direkt z. B. bewältigungsbezogene Funktionen haben können (Grawe, 1998).

sourcen außenstehende Beobachter (Angehörige, Freunde, der Therapeut) der Person zuschreiben würden. Hierbei ist relevant, wo diese Einschätzungen kongruent (Person und Beobachter stimmen überein) bzw. inkongruent (Person und Beobachter stimmen in Bezug auf einen Ressourcenaspekt nicht überein) sind.

Es ist sinnvoll, jenseits der Identifikation einzelner Ressourcen ein Ressourcenfallkonzept zu entwickeln, in dem das Zusammenspiel verschiedener Ressourcen herausgearbeitet wird

Die dezidierte Ressourcenanalyse sollte über eine Dokumentation von Einzelaspekten hinaus dazu beitragen, Therapeuten zu einer ressourcenorientierten Haltung und zugleich einem Fallkonzept von den Ressourcen der Person zu verhelfen. Wie auch bei der klassischen verhaltenstherapeutischen Problemanalyse geht es bei der Analyse von Ressourcen nicht um Vollständigkeit; vielmehr ist zumindest implizit leitend, wofür und wie Ressourcen in der Psychotherapie genutzt werden sollen. Ressourcenorientierte Diagnostik ist zudem als Ergänzung zur störungs- und problembezogenen Analyse zu verstehen – nicht als Alternative. Im Folgenden werden verschiedene Interview- und Fragebogenverfahren zur Diagnostik von Ressourcen vorgestellt.

4.1 Interviewverfahren zur Erhebung von Ressourcen

Da Ressourcen bei psychischen Störungen oft nur eingeschränkt zugänglich sind, bringen Interviewverfahren den Vorteil mit sich, dass Ressourcen nicht nur abgefragt, sondern gezielt aktiviert werden können. Im Folgenden soll auf die „Ressourcenzwiebel" (Willutzki et al., 2005), und das Ressourceninterview von Schiepek und Cremers (2003) näher eingegangen werden.

4.1.1 Die „Ressourcenzwiebel" – ein Leitfaden zur Diagnose von Ressourcen

Die Ressourcenzwiebel als Leitfaden zur Diagnose von Ressourcen beruht auf der Differenzierung unterschiedlicher inhaltlicher Suchbereiche zur Identifikation von Ressourcen (Willutzki et al., 2005; Willutzki, Koban & Neumann, 2005; vgl. Abbildung 4):

- *Allgemeine positive Lebensbewältigung:* Lebensbereiche, in denen die Person immer gut zurechtgekommen ist, in denen sie ihre Ziele erreicht hat und mit denen sie auch aktuell zufrieden ist.
- *Erfolgreich bewältigte Krisen:* In früheren Zeiten als problematisch erlebte Bereiche, von denen die Person aktuell sagt, dass sie die sich dort ergebenden Aufgaben gut bewältigt hat. Unter einer bewältigungspsychologischen Perspektive erwirbt die Person im Umgang mit Alltagsbelastungen und kritischen Lebensereignissen Expertise für den Umgang mit entsprechenden Problemstellungen (vgl. z. B. Hobfoll, 1989). Zur

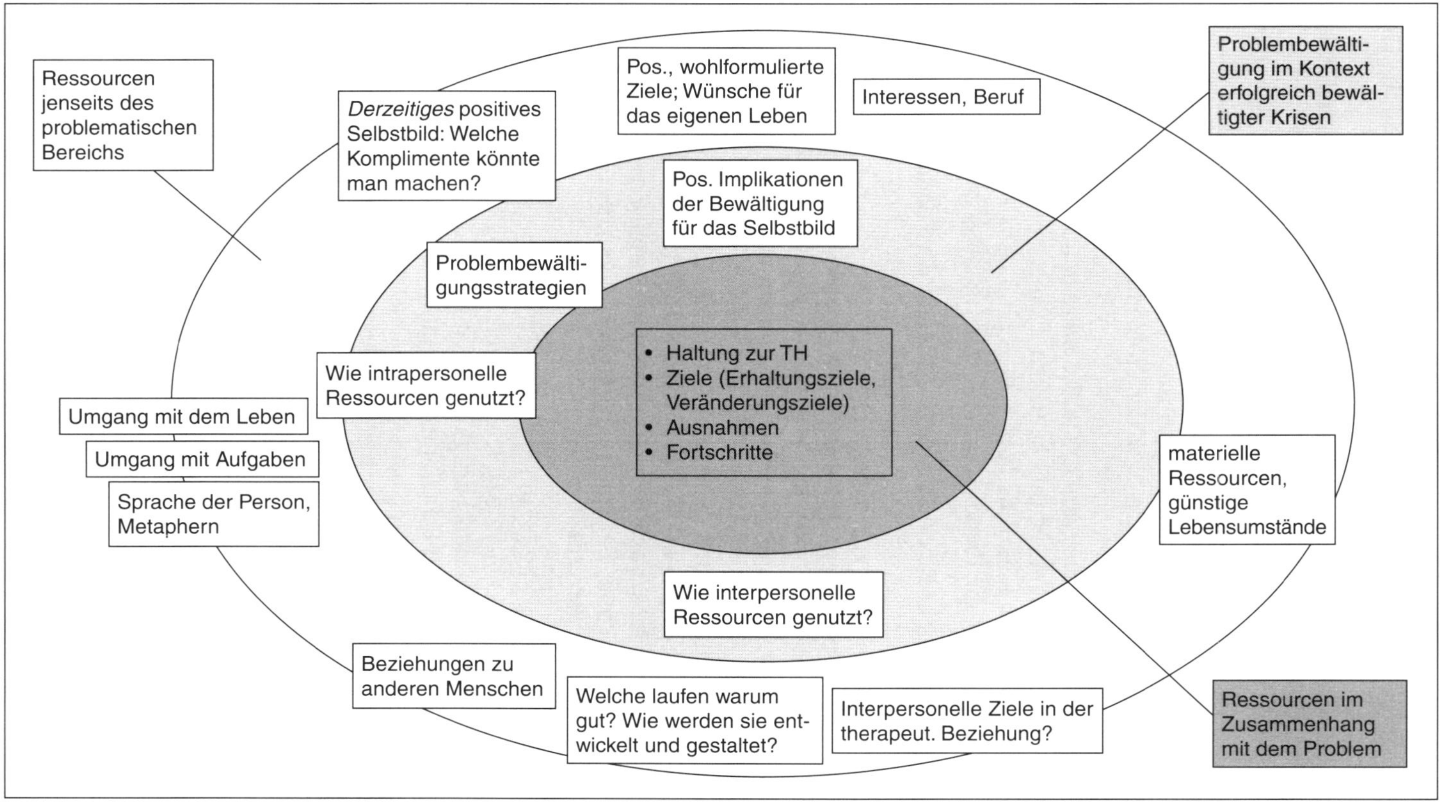

Abbildung 4: Ressourcenzwiebel (Willutzki et al., 2005)

Diagnose von Ressourcen ist daher eine Analyse dieser Bereiche sinnvoll, um die präferierten Bewältigungsstile herauszuarbeiten. Es lässt sich zudem fragen, ob und inwieweit Patienten Kraft und resiliente Überzeugungen aus der Auseinandersetzung mit Widrigkeiten gezogen haben (vgl. Kuyken, Padesky & Dudley, 2008).
- *Aktueller Problembereich:* Inhalte im Zusammenhang mit den in der Psychotherapie thematisierten Schwierigkeiten. Gerade im systemtherapeutischen Zusammenhang wird unter ressourcenorientierter Perspektive auf die spezielle Bedeutung von „Ausnahmen" oder Schwankungen des aktuellen Problemverhaltens bzw. der Problembelastung – bzw. im weiteren Therapieverlauf auch Fortschritten – verwiesen (de Shazer, 1989; von Schlippe & Schweitzer, 2000). Sie werden als vom Verhalten der Person (mit-)bestimmte Muster begriffen. Dementsprechend werden sie auf von der Person kontrollierbare bzw. beeinflussbare Anteile hin analysiert, um sie für die therapeutische Arbeit fruchtbar zu machen.

Der Perspektivität der Ressourcenwahrnehmung wird dadurch Rechnung getragen, dass systematisch die Position des Patienten bzw. des Therapeuten eingenommen wird (vgl. Tabelle 1):
- Welche Schwierigkeiten der Nutzung von Ressourcen sind auf Seiten des Patienten zu erwarten? Wo hat er Schwierigkeiten, eigene Ressourcen zu sehen bzw. entsprechende Rückmeldungen des Therapeuten anzunehmen? etc.
- Welche Schwierigkeiten der Nutzung von Ressourcen sind auf Seiten des Therapeuten zu erwarten? Wo neigt er zu Problematisierungen des Patientenverhaltens, auch wenn der Patient mit sich einverstanden ist? Wo lässt er sich vom Patienten davon überzeugen, dass ein Verhalten keine Ressource darstellt? etc.

Alle Ressourcenbereiche lassen sich sowohl unter intra- als auch unter interpersoneller Perspektive betrachten: Welche Möglichkeiten, motivationalen Bereitschaften und Fertigkeiten hat die Person bezüglich ihrer Emotionsregulierung und Handlungssteuerung? Welche interpersonellen Kompetenzen und Präferenzen hat sie, was schätzt sie an anderen und andere an ihr? Wie geht sie mit der therapeutischen Beziehung um?

Indikatoren für Ressourcen

Indikatoren für Ressourcen können nun prinzipiell alle Merkmale der Person, ihrer Beziehungen oder Lebensumstände sein: Ihre Sprache, Gewohnheiten, Interessen, Gefühle, typische (oder auch besonders untypische) Geschichten, Fragen und Reaktionen in der Therapie, ihre Kontakte zu anderen und deren Reaktionen auf sie, ihre soziale und berufliche Position, ihre ökonomische Situation. Unter funktionalen Gesichtspunkten können sich auch zunächst negativ bewertete Aspekte als Ressourcen „entpuppen": Welchen Zielen könnte ein – durchaus als problematisch betrachtetes – Verhalten dienen? Wie z. B. im Kontext der Plan- oder Schemaanalyse herausgearbeitet wurde, stellen auch problematische Verhaltensweisen aktive

Problemlösungsversuche dar, die einerseits darauf verweisen, was für die Person wichtig ist, und andererseits als Reaktionspotenzial genutzt werden können (Caspar, 2007). Um mit Ressourcen arbeiten zu können, sollten Therapeuten daher konsequent nach der Funktion des Patientenverhaltens suchen (s. auch Karpel & Brauers, 1986). In diesem Zusammenhang kann sich etwa die „Renitenz" eines Patienten als ausgeprägter Autonomiewunsch darstellen, dem die Person auch in anderen Lebensbereichen – und dort mit z. T. beachtlichem Erfolg – folgt.

Ressourcen können erfragt oder erschlossen werden

Neben einer systematischen Befragung des Patienten stellen Beobachtungen des Therapeuten das Material für die Diagnostik von Ressourcen dar. Die in Tabelle 1 dargestellte Übersicht zur Ressourcendiagnostik kann hierbei als Checkliste zur Identifikation von Ressourcen im Rahmen des klinischen Gesprächs bzw. eines Ressourceninterviews genutzt werden (vgl. hierzu auch die Karte „Leitfaden zur Ressourcendiagnostik – Mögliche Suchbereiche" am Ende des Buches).

Tabelle 1: Suchbereiche im Rahmen der Ressourcenzwiebel

Ressourcen im Bereich der allgemeinen Lebensbewältigung	– Inhaltlich: Interessen; Beruf; aktuelles positives Selbstbild (was schätzt die Person an sich?); positive wohlformulierte Ziele; Komplimente, die man der Person machen könnte – Intrapersonal: Umgang mit dem Leben und mit Lebensaufgaben, darin erkennbare Kompetenzen und Haltungen – Soziale Ressourcen: Wichtige Beziehungen? Welche laufen warum gut? Wie werden Beziehungen entwickelt und gepflegt? Welche interpersonellen Ziele verfolgt die Person in der therapeutischen Beziehung? – Materielle Ressourcen und günstige Rahmenbedingungen
Ressourcen im Kontext erfolgreich bewältigter schwieriger Situationen und Krisen	– Belastende Lebenssituationen bzw. Lebenskrisen: Welche Problembewältigungsstrategien hat die Person entwickelt? – Welche intrapersonellen Ressourcen sind erkennbar? – Welche sozialen Ressourcen hat sie genutzt? – Positive Implikationen der Problembewältigung für das Selbstbild der Person?
Ressourcen im Zusammenhang mit der aktuellen Problematik	– Haltung zur Therapie: Wichtigkeit der Therapie; Bereitschaft, Zeit und Energie einzusetzen – Ziele (Veränderungs- und vor allem Erhaltungsziele): Wie lassen sich die Ziele positiv formulieren? Wo sind sie handlungsrelevant? – „Ausnahmen" vom Problemverhalten: Welche gibt es? Enthaltene Verhaltensprinzipien? Rolle von Ausnahmen für das Selbstbild – Fortschritte: Wo gibt es welche? Welche Verhaltensprinzipien sind enthalten? Rolle für das positive Selbstbild?

Tabelle 1: Fortsetzung

Schwierigkeiten der Nutzung von Ressourcen auf Seiten des Patienten	– Wo kann die Person Ressourcen nicht sehen? Welche Hindernisse bestehen für die Wahrnehmung der Ressourcen? – An welchen Punkten ist eine Erweiterung der Ressourcenwahrnehmung der Person in welcher Form sinnvoll? Wo ist es bereits einmal gelungen? – Wie kann der Therapeut „verhindern", dass die Person ihre Ressourcen sieht?
Schwierigkeiten der Nutzung von Ressourcen auf Seiten des Therapeuten	– Wo fällt es als Therapeut schwer, die Ressourcen der Person zu sehen bzw. wo lässt er sich von der Person dazu verführen, ihr zuzustimmen, dass etwas keine Ressource ist? – Wo sieht die Person etwas als Ressource, was der Therapeut eher als unwichtig, nicht als Ressource oder sogar als problematisch sieht? – An welchen Punkten neigt der Therapeut zur Problematisierung des Patientenverhaltens?

Gerade in der Anfangsphase einer Therapie ist es zudem sinnvoll, die Ressourcenzwiebel häufiger zur Hand zu nehmen und sich Notizen zu machen (dabei empfiehlt sich eine Skalierung der Aspekte auf einer Skala von 0 bis 10). Im weiteren Therapieverlauf werden die Aufzeichnungen fortlaufend ergänzt. In Abhängigkeit davon, ob der Therapeut ein (halbwegs) kohärentes Bild von den Ressourcen der Person hat, entscheidet er über weitere Explorationsbereiche und leitet Konsequenzen für die Therapie ab. Ein „Durchdeklinieren" der einzelnen Perspektiven ist sinnvoll, um jenseits einzelner, unzusammenhängender Ressourcensplitter ein Fallkonzept in Hinblick auf die Möglichkeiten der Person aufzubauen.

4.1.2 Das Ressourceninterview von Schiepek und Cremers

Im Rahmen ihres Ansatzes zur Erhebung von Ressourcen gingen Schiepek und Cremers (2003) ursprünglich von der freien Nennung von Ressourcen durch Patienten aus, schlugen später jedoch wegen der eingeschränkten Zugänglichkeit positiver Aspekte ebenfalls eine interviewbasierte Ressourcenanalyse vor. In diesem Interview werden die Gesprächspartner – nach einer anfänglichen Erläuterung, was unter Ressourcen zu verstehen ist – aufgefordert, sich ihre momentane Lebenssituation zu vergegenwärtigen und aktuelle Herausforderungen sowie verfügbare Ressourcen zu benennen.

Begriffsklärung: Ressourcen (Schiepek & Cremers, 2003)

„Ressourcen sind ‚Kraftquellen' – wie die französische Wurzel dieses Wortes nahe legt, denn ‚source' bedeutet ‚Quelle'. Es sind Quellen, aus denen man alles das schöpfen kann, was man zur Gestaltung eines zufriedenstellenden, guten

Lebens braucht, was man braucht, um Probleme zu lösen oder mit Schwierigkeiten zurechtzukommen. Das können sehr verschiedenartige Bedingungen sein, denn jeder Mensch ist anders, und jede Situation, jede Herausforderung und Lebensphase braucht andere Ressourcen. Natürlich können Freunde, Partner, die Eltern oder wichtige Menschen in der Umgebung solche Ressourcen sein, aber auch persönliche Eigenschaften, Fähigkeiten, Kompetenzen. Auch das Aussehen oder die Ausstrahlung, die jemand hat, können Ressourcen sein. Sie können in der Bereitschaft und Fähigkeit zu besonderen Anstrengungen liegen oder einfach in der Art, wie man eben ist. Es können Hobbies sein oder wichtige Ziele im Leben, Überzeugungen, für die man eintritt, Ideen oder der Glaube, die Religion. Es können Vereine oder Gruppen sein, denen man angehört, aber auch materielle Dinge wie eine Wohnung, ein Haus, Geld oder ein Auto. Wenn die Gegenwart nicht viel hergibt, können es auch Erinnerungen, Erfahrungen in der Vergangenheit sein oder aber Hoffnungen für die Zukunft. Sexualität ist für manche Menschen eine Kraftquelle, oder die kleinen alltäglichen Eindrücke und Begegnungen. Wenn Sie darüber nachdenken, merken Sie schon, dass vielleicht ein und dieselbe Sache Kraftquelle oder Belastung sein kann, je nachdem. Bitte überlegen Sie, wenn Sie auf ihr Leben in den letzten drei Monaten zurückblicken, was da für Sie persönlich eine Ressource war, die Sie in Ihrem Leben nutzen konnten" (Schiepek & Cremers, 2003, S. 154).

Nachdem die Gesprächspartner ihre Ressourcen aufgeschrieben haben, werden sie aufgefordert einzuschätzen, inwieweit die verschiedenen Ressourcen (1) aktuell verfügbar sind, (2) aktuell verfügbar sein könnten, wenn sie nicht vernachlässigt, blockiert oder verschüttet wären und (3) welche Ausprägung das Merkmal aus Sicht der Person in etwa einem Jahr haben sollte. Gerade über die letzte Einschätzung wird die Diskrepanz zwischen aktuellem Zustand und dem Zielzustand hervorgehoben – es werden somit eher Ziele als Ressourcen aktiviert. Schließlich wird jede Ressource auf einer Skala von 0 bis 10 hinsichtlich ihrer Relevanz eingeschätzt.

4.1.3 Fazit

Probleme von Ressourceninterviews

Zusammenfassend weisen Interviewzugänge zur Diagnostik von Ressourcen viele Ähnlichkeiten mit der klassischen verhaltenstherapeutischen Problemanalyse auf: Individualisiert, orientiert an der Funktionalität von Verhalten, kritisch gegenüber dispositionellen Modellen, mit einem Auflösungsgrad abhängig von der Nutzbarkeit in der Therapie (Schulte, 1996). Gleichzeitig haben diese Ansätze prinzipielle Grenzen: Unklare Beurteilerübereinstimmung der Ressourceneinschätzung, im Einzelnen nicht nachzeichenbare Interventionsrelevanz, im Einzelnen schlecht rekonstruierbarer Bezug zum Therapieerfolg.

4.2 Fragebögen zur Diagnostik von Ressourcen

Bei Fragebögen zur Diagnostik von Ressourcen lässt sich zwischen Instrumenten, die auf die mehrdimensionale Erhebung von Ressourcen ausgerichtet sind, und Skalen, die einzelne Konstrukte erfassen, differenzieren. Im Folgenden werden zunächst breit angelegte und im Anschluss daran spezifische Instrumente vorgestellt[2]. Dabei werden nur solche Konstrukte berücksichtigt, die zumindest explizit positiv beschrieben werden[3].

4.2.1 Bochumer Ressourcenfragebogen (RESO-B)

Der Bochumer Ressourcenfragebogen (RESO-B; Willutzki & Stelkens, 2006, vgl. Anhang, S. 89 und S. 95) ist ein Selbstbeurteilungsbogen mit 58 Items, die auf einer sechsstufigen Likert-Skala („trifft gar nicht zu" bis „trifft völlig zu") beantwortet werden. Entsprechend der Ressourcenzwiebel (vgl. Kapitel 4.1.1) wird im RESO-B zwischen den drei Ressourcenbereichen „allgemeine Lebensbewältigung", „erfolgreich bewältigte Krisen" und „aktuelle Problematik" differenziert. Mit jeweils drei bis sechs Items werden positive Aspekte zur Handlungssteuerung („... habe ich mir vor Augen geführt, dass meine Therapeutin mich versteht und mir helfen kann"), zum Selbstwert („...ich es mir wert bin, für mich und meine Zukunft zu kämpfen"), zur Erholung/Entspannung („... ich mich zeitweise durch etwas Schönes von meinen Pflichten ablenke") und zur sozialen Unterstützung („... ich mit anderen über meine Sorgen und Nöte rede") erfasst. Der Fragebogen endet mit der – von vielen Patienten bejahten – Frage, ob die Befragung sie an Fähigkeiten, Stärken und Möglichkeiten erinnert hat, die schon fast vergessen waren. Die interne Konsistenz (Cronbachs Alpha) des Fragebogens lag in Abhängigkeit von der untersuchten Stichprobe und dem inhaltlichem Bereich zwischen .63 und .89.

4.2.2 Berner Ressourceninventar zur Erfassung von Patientenressourcen aus der Fremdbeurteilungsperspektive (REF)

Das Berner Ressourceninventar zur Erfassung von Patientenressourcen (FEF) ist im engen theoretischen Zusammenhang mit der Konsistenzthe-

---

2 Dabei kann nur auf Instrumente eingegangen werden, die für Erwachsene entwickelt wurden; zu breit angelegten Instrumenten für den Kinder- und Jugendlichenbereich vgl. Klemenz (2003), Bettge und Ravens-Sieberer (2003) sowie Schneider und Pickartz (2004).

3 Immer wieder finden sich Veröffentlichungen, die von Ressourcendiagnostik sprechen, in denen aber nur die Reduktion von Belastungen, häufig auf Basis klassischer klinischer Skalen, betrachtet wird. Diese Praxis setzt die Reduktion von Belastungen dem Zugewinn von Ressourcen gleich und expliziert den Ressourcenpol selbst nicht.

orie psychischen Funktionierens von Grawe (1998) zu sehen.[4] Ressourcenpotenziale werden hier definiert als „Fähigkeiten, die Menschen zur Verfügung haben, um ihre Ziele zu verfolgen und ihre Grundbedürfnisse zu verfolgen" (a.a.O., S. 2); sie werden durch Therapeuten oder Angehörige als objektive Ressourcen mittels des REF erfasst. Der REF umfasst 16 Skalen mit insgesamt 78 Items, die auf einer 5-stufigen Antwortskala (von 1 = „trifft gar nicht zu" bis 5 = „trifft voll und ganz zu") beantwortet werden: Soziale Kompetenz; soziale Einbettung; familiäre Einbettung; emotionale Offenheit; Optimismus, Glück, Sinnerleben; Handlungskompetenz; Fähigkeit zur Bewältigung alltäglicher Belastungen; Fähigkeit zu autonomem Denken und Handeln; Selbstwerterleben; Motivation zur Selbstreflexion; Motivation zu lernen; Offenheit in der Kommunikation; Fantasie und Kreativität; intellektuelle Begabung; Hobbys und Interessen; Akzeptanz eigener Bedürfnisse, Veränderungsmotivation.

Die interne Konsistenz der Subskalen liegt zwischen .72 und .89 (Cronbachs Alpha). Die Skalen können zu den drei Sekundärfaktoren „Ressourcen im Bereich der Handlungskompetenz und Autonomie", „Ressourcen im Bereich der Kommunikation und Emotionalität" und „Ressourcen im Bereich der Selbstentfaltung" zusammengefasst werden (Cronbachs Alpha zwischen .82 und .88).

4.2.3 Fragebögen zur Erfassung einzelner personaler Ressourcen

Neben umfassenden Methoden zur Erfassung subjektiver Ressourcen kann eine Vielzahl von Selbstberichtsinstrumenten genutzt werden, die einzelne „ressourcenträchtige" Konstrukte, wie z. B. Optimismus, Selbstakzeptanz, Selbstwirksamkeit, Kohärenzsinn, Wohlbefinden, erfassen (vgl. Forstmeier, Uhlendorff & Maercker, 2005; Forstmeier & Maerker, 2008; Lopez & Snyder, 2003; Schumacher, Klaiberg & Brähler, 2003; Willutzki, 2008). In Tabelle 2 finden sich Verweise auf eine Auswahl entsprechender Fragebögen. Die verschiedenen Instrumente lassen sich dabei den Bereichen positive Selbstbewertung, Handlungsregulation, positive Bewertung der eigenen Zukunft, positive Prozesse und Ergebnisse sowie externe Ressourcen zuordnen.

Fragebögen zu personalen Ressourcen

4 Trösken (2003) differenziert auf Basis der Konsistenztheorie von Grawe (1998) zwischen Ressourcenpotenzialen und der Ressourcenrealisierung. Aktuelle Ressourcenrealisierung im Sinne Tröskens „reflektiert den aktuellen Grad an Bedürfnisbefriedigung und bildet somit ein Maß für das aktuelle Kongruenzerleben von Menschen in Hinblick auf ihre Grundbedürfnisse" (2003, S. 2). Bei der Ressourcenrealisierung bestehen somit starke Überlappungen zur psychischen Gesundheit bzw. Belastung; auf das Berner Inventar zur Erfassung der aktuellen Ressourcenrealisierung (RES) wird im Folgenden nicht weiter eingegangen.

Tabelle 2: Fragebögen zur Diagnostik einzelner Ressourcenkonstrukte

Bereich	Konzept	Beispiele
Positive Selbstbewertung	Selbstwertgefühl	Rosenberg-Skala (Rosenberg, 1965; Collani & Herzberg, 2003)
	Selbstwertschätzung	Subskala Selbstwertschätzung der Frankfurter Selbstkonzeptskalen (Deusinger, 1984)
	Selbstwertgefühl (multidimensional)	Multidimensionale Selbstwertskala (Schütz & Sellin, 2005)
	Selbstakzeptanz	Skala zur Erfassung der Selbstakzeptierung (Sorembe & Westhoff, 1979)
Ressourcen im Bereich der Handlungsregulation	Kohärenzsinn („Sense of coherence")	Fragebogen zum Kohärenzsinn (Antonovsky, 1987)
	„Hardiness" (Widerstandsfähigkeit)	Hardiness-Fragebogen (Kobasa, 1979)
	Selbstwirksamkeitserwartung	Skala zur allgemeinen Selbstwirksamkeitserwartung (Schwarzer, 1994)
	Kontrollüberzeugung	Fragebogen zur Kompetenz und Kontrollüberzeugung (Krampen, 1991)
	Positive Emotionen	„Positive and Negative Affect Schedule" (Watson, Clark & Tellegen; 1988; Krohne et al., 1996)
	Positive Befindlichkeit	Befindlichkeitsskalen (Abele & Brehm, 1986)
Positive Bewertung der Zukunft	Optimismus	„Life Orientation Test" (Scheier & Carver, 1985; Wieland-Eckelmann & Carver, 1990)
	Hoffnung	„Adult Dispositional Hope Scale" (Snyder et al., 1991)
Positive Prozesse und Ergebnisse	Problemlösungskapazität bzw. Bewältigungsstrategien	Stressverarbeitungsbogen (Janke & Erdmann, 1997)
	Humor	„State-Trait Cheerfulness Inventory" (Ruch, Köhler & van Thriel, 1996)
	Vergebung	„Tendency to Forgive" (Brown, 2003; Allemand et al., 2008)
	Weisheit	„3-Dimensional-Wisdom Scale" (Ardelt, 2003, 2006).
	Subjektives Wohlbefinden/Lebensqualität	„Satisfaction with Life Scale" (Diener, Emmerson, Larsen & Griffin, 1985; Schumacher et al., 2003)

Tabelle 2: Fortsetzung

Positive Ereignisse	Verstärkerlisten	z.B. Cautela und Kastenbaum (1967)
	Angenehme Aktivitäten	Liste angenehmer Aktivitäten (Hautzinger, 2000)
	„Uplifts" (alltägliche positive Ereignisse)	„Hassles and Uplifts-Scales – HSUP" (Kanner, Coyne, Schaefer & Lazarus, 1981; Quast, Jerusalem & Faulhaber, 1983)
	Emotional relevante Alltagsereignisse	Fragebogen zur Erfassung emotional relevanter Alltagsereignisse (Schmidt-Atzert, 1989)
Externe Ressourcen	Soziale Unterstützung	Fragebogen zur Sozialen Unterstützung – F-SozU (Fydrich, Sommer & Brähler, 2007)

Ergänzend sei noch auf das „Values in Action (VIA) Inventory of Strengths" (Seligman, 2003; www.authentichappiness.com; www.charakterstaerken.org) hingewiesen. Das „VIA Inventory of Strengths" erfasst 24 menschliche Stärken (z.B. Neugier, Optimismus, Durchhaltekraft, Selbstkontrolle, Dankbarkeit), die wiederum sechs universellen Tugenden (Weisheit und Wissen, Mut, Humanitas und Liebe, Gerechtigkeit, Mäßigung, Transzendenz) zugeordnet sind (Peterson & Seligman, 2004; Park, Peterson & Seligman, 2006). Der Selbstbeurteilungsbogen umfasst insgesamt 240 Aussagen (je 10 Items pro Stärke), die auf einer 5-stufigen Ratingskala eingeschätzt werden (5 = passt sehr gut zu mir; 1 = passt sehr schlecht zu mir). Peterson, Park und Seligman (2005) berichten interne Konsistenzwerte von > .70 für die 24 Subskalen. Der Fragebogen ermöglicht die Identifikation sogenannter Signatur-Stärken, d.h. zentraler Stärken bzw. personaler Ressourcen einer Person. Bei einer Bearbeitung im Internet erhalten Bearbeiter einen Ausdruck ihrer Signaturstärken und eine kurze Beschreibung derselben.

Ressourcenpriming: Therapeuten müssen sich immer wieder die Ressourcen ihrer Patienten vor Augen führen

Ressourcenpriming

Der Nutzen einer dezidierten Ressourcendiagnostik für die inhaltliche und prozessuale Gestaltung des Therapieprozesses ist dann gegeben, wenn der Therapeut sich der Ressourcen seines Patienten – trotz bestehender Probleme, negativer Affektivität und Demoralisierung – durchgängig bewusst ist bzw. bleibt. Eine fortlaufende Auseinandersetzung mit den Ressourcen eines Patienten erscheint daher sinnvoll. Eine systematische Förderung dieses Bewusstseins, ein „Ressourcenpriming" haben Flückiger und Wüsten (2008) vorgeschlagen: Vorbereitend werden die zentralen Ergebnisse der Ressourcendiagnostik – Flückiger und Wüsten (2008) sprechen von Ressourcenhotspots – übersichtlich notiert, hinsichtlich ihrer Wichtigkeit in eine Rangreihe gebracht und konkretisiert, wie jede einzelne dieser zentralen Ressourcen innerhalb und außerhalb der Therapiesituation berücksichtigt und aktiviert werden kann. In einem kurzen Gespräch mit einer mit den Ressourcen des Patienten vertrauten Kollegen vergegenwärtigt sich der Therapeut unmittelbar vor Sitzungsbeginn zentrale Ressourcen des Patienten; dabei wird konkretisiert, wie diese in der bevorstehenden Sitzung genutzt werden können.

In einer ersten Untersuchung (Flückiger & Grosse Holtforth, 2008; Flückiger et al., 2008) zeigte sich, dass solch eine kurze, aber fortwährende Vergegenwärtigung von Patientenressourcen mit einer vermehrten – von Beobachtern wahrnehmbaren – Nutzung von Ressourcen innerhalb der Therapiesitzung, größerer Zufriedenheit mit der therapeutischen Beziehung sowie geringerer Symptombelastung zum Therapieende assoziiert ist.

4.3 Fazit

Probleme von Ressourcen-fragebögen

Fragebögen zur Ressourcendiagnostik sind unter Ökonomiegesichtspunkten anderen diagnostischen Zugängen überlegen. Sie sind jedoch gerade in Hinblick auf die Ressourcendiagnostik mit einer Reihe von Problemen behaftet:

- Die negative Affektivität von Patienten schränkt die Zugänglichkeit von Ressourcen generell ein.
- Fragebögen oder auch Listen potenzieller Ressourcen können einen normativen Charakter für Patienten haben und ihnen eher ihren Ressourcenmangel vor Augen führen.
- Fragebögen können suggestiv wirken und zur Zustimmung verleiten, auch wenn der jeweilige Aspekt für die eigene Handlungsorganisation möglicherweise nicht relevant ist.
- Eher dispositionell orientierte Instrumente (vgl. Kapitel 4.2.3) berücksichtigen nicht die Aufgaben- und Zielspezifität von Ressourcen.

Trösken (2003, S. 232) zieht daher den Schluss, dass es trotz des hohen Nutzens einer systematisierten Erfassung zentraler Potenziale für eine ressourcenorientierte Gestaltung der Therapie notwendig ist, „sich im Rahmen eines umfassenden Fallverständnisses auch über die Betrachtung der Fragebogenergebnisse hinaus Gedanken über die individuellen Möglichkeiten der Patienten zu machen“.

Merke:

Die Diagnostik von Ressourcen kann mit Hilfe von Interview- oder Fragebogenmethoden erfolgen. Patienten sehen eingangs eher ihre Probleme und können daher in dispositionell orientierten Fragebögen schlecht Auskunft über ihre Ressourcen geben. Für die therapieorientierte Diagnostik empfehlen sich daher Verfahren, die direkt die gelungene Lebensbewältigung zum Thema machen. Am Ende des Buches findet sich dazu auf einer Karte ein Leitfaden zur Ressourcendiagnostik (Interviewleitfaden) und ein entsprechend strukturierter Fragebogen (vgl. Anhang, S. 89 ff.).

5 Behandlungsstrategien und -methoden

Ressourenorientierung und Problemorientierung stehen im Ergänzungsverhältnis

Ressourcenorientierung in der Psychotherapie bedeutet, den Möglichkeitsraum der Person, d. h. ihre externen, interpersonellen oder internen Ressourcen, systematisch für den Veränderungsprozess zu nutzen. Die Bedeutung von Ressourcen für die Psychotherapie ergibt sich allgemein daraus, dass ein völliger Neuaufbau von Fertigkeiten in der Psychotherapie unökonomisch wäre. Ganz grundsätzlich stellen Routinen oder automatisierte Verhaltensmuster die unaufwendigste, schnellste und dadurch effektivste Art des Verhaltens dar (vgl. zusammenfassend Wegge, 1998). Natürlich haben nicht alle Routinen Ressourcenqualität; gerade problemaufrechterhaltende Mechanismen (wie z. B. ungünstige Interpretationen, Selbstaufmerksamkeit, Vermeidung) sind in der Regel hoch automatisiert. Sofern Routinen jedoch zur Erreichung wichtiger Ziele der Person beitragen, stellen sie Ressourcen dar.

Grundsätzlich wird Ressourcenorientierung hier nicht in Opposition zu beispielsweise störungsspezifischen Modellen und den dort erarbeiteten Konzepten und Strategien zur Veränderung von Problemen gesehen. Vielmehr besteht ein Ergänzungsverhältnis der Konzepte: Idealerweise kennen Psychotherapeuten störungsbezogene Aufrechterhaltungs- und Veränderungsmodelle und damit die zumindest statistisch besonders „sensiblen Druckpunkte“ (Schiepek, 1991); Therapeuten sollten zudem auch wissen, welche Sicht- und Verhaltensweisen stark mit Wohlbefinden assoziiert sind (z. B. Lyubomirsky, Sheldon & Schkade, 2005).

Prozessuale Ressourcenaktivierung

Hinsichtlich der therapeutischen Nutzung von Ressourcen differenziert Grawe (1998) zwischen der prozessualen und inhaltlichen Aktivierung von Ressourcen:

- *Prozessuale Ressourcenaktivierung* meint, dass der therapeutische Prozess auf Grundlage eines Ressourcen-Fallkonzepts im Sinne der „Reaktionsbereitschaften“ (Grawe, 1998) oder „Prozessbereitschaften“ (Frank, 2010) der Person gestaltet wird. Dies kann z. B. bedeuten, dass der Therapeut den Autonomiewünschen des Patienten entspricht, indem er etwa deutlich Wahlmöglichkeiten einräumt bzw. direkt anspricht, dass der Patient über alle Schritte in der Therapie entscheidet (motivorientierte Beziehungsgestaltung; Caspar, 1997). In einem anderen Fall nutzt der Therapeut die „Ordentlichkeit" des Patienten durch die Verwendung ausgeprägt strukturierter Therapiematerialien. Der Therapeut arbeitet damit mit dem impliziten oder automatisierten Funktionsmodus sensu Schacter (1987). Bewusstsein des Patienten über seine Reaktionsbereitschaften ist nicht erforderlich, die hier genutzten Ressourcen der Person werden in der Regel nicht zum expliziten Thema des therapeutischen Dialogs. Die prozessuale Nutzung von Ressourcen bestimmt somit die Art und Weise, wie der Therapieprozess und die Umsetzung therapeutischer Methoden gestaltet werden. Bei der prozessualen Nutzung von Ressourcen können Patient und Therapeut explizit übereinstimmen, dass etwas eine Ressource darstellt – sie müssen es aber nicht. Ein Patient mag beispielsweise seine Strukturierungsfähigkeiten sehr negativ bewerten, weil er sein Problem in mangelndem Zugang zu Gefühlen sieht; der Therapeut rekonstruiert seine systematische Herangehensweise hingegen als Ressource und gestaltet sein therapeutisches Angebot so, dass der Patient strukturiert an die Wahrnehmung seiner Gefühle herangeht (vgl. die Differenzierung zwischen objektiven und subjektiven Ressourcen; vgl. Kapitel 1.2). Der Therapeut gestaltet damit für den Patienten einen Kontext, der zu mehr positiven Affekten und damit größerer Offenheit für die Anregungen des Therapeuten führt. Dadurch kann der Patient neue Erfahrungen machen. Grawe (2004, S. 125) betont jedoch, dass diese Erfahrungen sehr situationsspezifisch sind und vieler Wiederholungen bedürfen, um strukturverändernd wirken zu können.

Inhaltliche Aktivierung von Ressourcen

- *Inhaltliche Aktivierung von Ressourcen* im Therapieprozess bedeutet, dass funktionale Reaktions- und Prozessbereitschaften von Patienten direkt zum Thema des therapeutischen Gesprächs werden. Einerseits bekommt der Patient Gelegenheit, seine positiven Seiten gegenüber dem Therapeuten darzustellen. Andererseits kann der Therapeut Ressourcen des Patienten direkt ansprechen und sie u. U. systematisch für die Bearbeitung der Schwierigkeiten nutzen. Im therapeutischen Prozess lassen sich drei Arbeitsschritte inhaltlicher Ressourcenarbeit unterscheiden: (1) Die Aktivierung von Ressourcen, durch welche diese der Person kognitiv-emotional zugänglich gemacht werden, (2) Die Klärung der Ressourcen, im Rahmen derer einzelne ressourcenträchtige Aspekte differenziert werden, und abschließend (3) Absprachen zur Nutzung einzelner Ressourcen für therapeutische Ziele (vgl. Kapitel 5.3.4). Bei der inhaltlichen Nutzung von Ressourcen kommt es stärker darauf an, dass Patient und Therapeut – zumindest längerfristig – einig sind, dass der jeweilige Bezugspunkt Ressourcenqualitäten hat. Grundsätzlich können prozessual genutzte Ressourcen auch inhaltlich thematisiert werden. Der

Vorteil der inhaltlichen Thematisierung liegt darin, dass Bewusstheit und damit idealerweise größere Verfügbarkeit über die eigenen Ressourcen gefördert wird („Wissen um den eigenen Werkzeugkasten"). Auch unter einer neuropsychologischen Perspektive ist der inhaltliche oder explizite Funktionsmodus von besonderer Bedeutung: Psychotherapie arbeitet im Wesentlichen damit, *„den expliziten Funktionsmodus zu nutzen, um im impliziten System Veränderungen herbeizuführen*" (Grawe, 2004, S. 126; Hervorhebung im Original). Die Diskrepanz zwischen Patienten- und Therapeutensicht kann aber so groß sein, dass eine explizite Thematisierung eher zu einer zusätzlichen Abwertung der besprochenen Stärke führt oder der Patient defensiv reagiert. Patienten können sich u. U. auch in ihrer Problembelastung missverstanden fühlen, wenn Therapeuten die Ressourcen zu stark betonen. Inhaltliche Ressourcenaktivierung kann somit eine anspruchsvolle Aufgabe für den Therapeuten sein (Stenzel & Berking, 2012). Sofern die Arbeit im inhaltlichen Kommunikationsmuster eher zu Problemen führt, ist eine prozessual-implizite Ressourcenarbeit vorzuziehen.

Im Folgenden werden zunächst Hinweise zur ressourcenorientierten Beziehungs- und Prozessgestaltung gegeben (prozessuale Ressourcennutzung), bevor ressourcenaktivierende therapeutische Interventionen (inhaltliche Ressourcennutzung) vorgestellt werden.

5.1 Ressourcenorientierte Beziehungs- und Prozessgestaltung

Therapeuten achten aktiv darauf, dass die therapeutische Beziehung zu einer Ressource für den Patienten wird

Die therapeutische Beziehung ist die externe Ressource, die durch die Therapieaufnahme neu hinzukommt. Ihr wird a priori eine unterstützende und aufbauende Funktion zugeschrieben (Frank, 1991). Sie spielt im Kontext ressourcenorientierten Arbeitens eine zentrale Rolle. Wegen ihrer zentralen Funktion für den Veränderungsprozess (vgl. zusammenfassend Orlinsky, Ronnestadt & Willutzki, 2004) sollte darauf hingearbeitet werden, dass sie nicht nur strukturell, sondern im konkreten Fall die Qualität einer Ressource für den Patienten hat (Grawe & Grawe-Gerber, 1999); zugleich sollte alles unterlassen werden, was ihre Qualität beeinträchtigen könnte[5]. Kon-

5 Man kann natürlich über die Haltung zur therapeutischen Beziehung unterschiedlicher Meinung sein: Während gerade im Konzept der motivorientierten Beziehungsgestaltung (Caspar, 2007) das therapeutische Handeln proaktiv auf die Verhinderung von Beziehungsbelastungen ausgerichtet ist, ist in anderen Konzeptionen (z. B. Fasbender, Sachse & Sachse, 2010) von einem „Beziehungskonto" die Rede, das Therapeuten über beziehungsstärkendes Verhalten „füllen", um dann durch konfrontierende, zugleich eher selbstwertschädliche Äußerungen „abbuchen" zu können. Ganz abgesehen davon, dass sich beziehungsförderliches Verhalten kaum quantifizieren und damit schlecht „verrechnen" lässt, können sich Therapeuten und Patienten stark in ihrer Wahrnehmung unterscheiden. Unter einer ressourcenorientierten Perspektive stellt sich die Frage, wozu Therapeuten „abbuchen" müssen.

kret müssen Therapeuten versuchen, die Beziehung so zu gestalten, dass sie vom Patienten positiv erlebt wird, er seinen Therapeuten als kompetent sieht, sich angenommen und unterstützt fühlt und darauf vertrauen kann, dass in der Therapie seine Ziele verfolgt werden (vgl. Schulte, 1996).[6]

Ressourcen der Person für die Prozessgestaltung nutzen

Für das therapeutische Handeln kann dies u. a. die folgenden Konsequenzen haben:

- *Reaktionsbereitschaften nutzen:* Therapeuten überlegen auf Grundlage der Ressourcendiagnostik, wie das therapeutische Angebot auf der Prozessebene den Routinen, Gewohnheiten und Neigungen der Person entsprechend strukturiert werden kann: Solche Reaktionsbereitschaften stellen das „Kapital" der Patienten dar, das aktiv genutzt werden sollte (Cronbach & Snow, 1977). So sollte beispielsweise Personen, die eher kognitiv arbeiten, ein Angebot zur kognitiven Arbeit gemacht werden; Personen mit starken Autonomiestrebungen profitieren eher von einem non-direktiven als einem direktiven Vorgehen (siehe auch Beutler et al., 2006).
- *Sprache und Metaphern nutzen:* Die Sprache und insbesondere die Metaphern von Patienten sollten aufgegriffen werden (vgl. Kuyken, Padesky & Dudley, 2008): Ist der Patient eher visuell orientiert, sollten entsprechende Bilder genutzt werden; wenn er eher abstrakt denkt, eine abstrakte, und wenn er eher gefühlsorientiert ist, eine gefühlsbezogene Sprache.
- *Typischer Umgang mit Aufgaben:* Bei der Art des Vorgehens sollte sich der Therapeut darüber Gedanken machen, wie der Patient üblicherweise an Aufgabenstellungen herangeht: Ist er eine Person, die eher Schritt für Schritt vorgeht oder alles auf einen Schlag abräumt? Arbeitet er eher fokal in einem Bereich oder gleichzeitig in verschiedenen Bereichen, um eine breite Basis zu bekommen?
- *Positive Gefühle und Bewertungen der Person als Indikator für Zielzustände:* Positive Gefühle und Bewertungen der Person verweisen darauf, dass etwas öfter geschehen bzw. so bleiben soll, wie es ist. Gespräche über positive Erlebensweisen können entsprechend verstanden werden als Antizipationen dessen, wohin der Patient will. Therapeuten sollten daher ihre Aufmerksamkeit möglichst durchgängig auf positiv gefärbte Inhalte (Ziele, Annäherungen an Ziele, Lösungen, Erreichtes, positive Ausnahmen etc.) richten und diese explorieren und aktivieren.
- *Angenehmen Gefühlen in der Therapiesitzung Raum geben:* Es sollten überdies alle Gelegenheiten genutzt werden, um den Patienten angenehme Gefühlszustände in der Therapiesitzung erleben zu lassen. „Der Patient sollte in den Therapiesitzungen so viele positive Emotionen erleben, wie es bei der Notwendigkeit sich intensiv mit seinen Problemen zu beschäftigen, irgend möglich ist" (Grawe, 2004, S. 438). Dabei handelt

6 Dies bedeutet natürlich nicht, dass Psychotherapeuten nur „mitschwimmen" mit den Gewohnheiten und Erwartungen ihrer Patienten. Sie sind ja gerade dafür zuständig, Verhaltensweisen zu fördern, die im Kontrast zu den Problemmustern stehen.

es sich nicht um einen Selbstzweck – vielmehr verweisen die in Kapitel 3.2 dargestellten Arbeiten darauf, dass das Erleben positiver Emotionen Veränderungsprozesse im weitesten Sinne begünstigt und ermöglicht (vgl. Grawe, 2004; Fredrickson, 2009).

Motivorientierte Beziehungsgestaltung

Konkrete Ideen zur Abstimmung des therapeutischen Vorgehens auf die Ressourcen der Person lassen sich aus der Plan- oder Schemaanalyse bzw. dem Konzept der komplementären oder motivorientierten Beziehungsgestaltung ableiten (Caspar, 2007). In diesem Konzept steht explizit die Suche nach der Funktionalität eines bestimmten Verhaltens für die Ziele („Pläne") der Person im Vordergrund.

In Bezug auf die allgemeine Prozessgestaltung weisen Flückiger und Wüsten (2008) darauf hin, dass ein ressourcenaktivierendes Vorgehen den gesamten Therapieprozess begleiten sollte und nicht im Verlauf – womöglich erst bei Prozessproblemen quasi als mildernde Entlastung – nachgeschoben werden sollte.

Merke:

Die Gestaltung der therapeutischen Beziehung ist durch eine konsequente Ausrichtung auf die Ressourcen des Patienten geprägt. Hierbei werden die Reaktionsbereitschaften des Patienten, seine interpersonellen Ziele und seine Art, mit Aufgaben umzugehen, positiv interpretiert und das therapeutische Angebot dementsprechend ausgerichtet.

5.2 Strategien der inhaltlichen Ressourcennutzung

Inhaltliche Ressourcennutzung bedeutet, Ressourcen der Person bzw. ihres Umfelds direkt zu thematisieren. Das Prinzip der inhaltlichen Nutzung von Ressourcen besteht darin, Bereiche, in denen Patienten bereits Schritte in Richtung auf ihre Ziele vollzogen haben, differenziert zu explorieren und auf dieser Basis den weiteren Weg zu entwickeln. Zentrales Augenmerk wird entsprechend – unter Zuhilfenahme unterschiedlicher methodischer Vorgehensweisen – auf die Identifikation und Nutzung von erlebten oder antizipierten „Ausnahmesituationen" gelegt (vgl. de Shazer, 1989; Padesky & Mooney, 2003; White & Epson, 1998).

Was sind „Ausnahmen" vom Problem?

Ausnahmen vom Problem werden von Patienten als zwar angenehme Ereignisse, aber doch Einzelfälle verstanden, die durch günstige äußere Bedingungen oder Zufälle bedingt sind. Aus Patientensicht sind sie nicht die Regel, und sie leiten aus ihnen auch keine Regeln ab. Unter einer ressourcenorientierten Perspektive sind sie jedoch Ergebnis günstiger Reaktionsbereitschaften (Verhaltens- und Denkweisen) der Person, die mit Unterstützung des Therapeuten herausgearbeitet und genutzt werden können. Sind sie im Einzelnen konkretisiert worden, können sie aktiv vom Patienten genutzt werden, um Ausnahmen zur Regel werden zu lassen. Die Arbeit mit Ausnahmen ist ein zentrales Prinzip lösungsorientierter Kurzzeittherapie im Sinne von Steve de Shazer (z. B. de Shazer, 1989). Auch im Konzept der „einmaligen Ereignisfolgen" im narrativ-systemischen Ansatz von White und Epston (1998) spielen sie eine wichtige Rolle.

In Ausnahmen stecken Ressourcen der Person. Sie sind eine Fundgrube bereits funktionierender Wege aus dem Problem

Zudem werden Patienten dazu angeregt, Visionen von ihren Zielen zu entwerfen – dieses Vorgehen ermöglicht die Spezifizierung und Fokussierung zielrelevanter Ressourcen, steigert die selbstregulatorische Kompetenz von Patienten und erlaubt es, zielführende Schritte zeitnah abzuleiten (z. B. Michalak, Grosse-Holtforth & Veith, 2005; Michalak, Schulte & Willutzki, 2007).

Ressourcenorientierung wurde insbesondere in der systemischen Therapie weiterentwickelt; auch kognitiv-behaviorale und tiefenpsychologische Zugänge enthalten ressourcenorientierte Methoden

Ressourcenorientierung und kognitive Verhaltenstherapie

Die im Folgenden dargestellten therapeutischen Methoden entstammen verschiedenen therapeutischen Traditionen: Zum einen werden ressourcenorientierte therapeutische Methoden dargestellt, die schwerpunktmäßig der lösungsorientierten Kurzzeittherapie (u. a. de Shazer, 1989, 1996; de Shazer & Dolan, 2008; Walter & Peller, 2004) entlehnt sind – sogenannte *ressourcenorientierte Basisinterventionen*. Zum anderen werden (exemplarisch) *ressourcenorientiert interpretierte* kognitiv-verhaltenstherapeutische Standardmethoden vorgestellt. Grundsätzlich werden im Rahmen der verschiedenen therapeutischen Interventionen die Patientenressourcen unterschiedlich explizit als solche markiert – der Einfachheit halber werden gleichwohl sämtliche Interventionsmethoden im Kontext der inhaltlichen Ressourcennutzung dargestellt. Vorangestellt seien der Darstellung noch zwei allgemeine Hinweise zur inhaltlichen Thematisierung von Ressourcen:

Ressourcenaktivierung setzt Aufnahmebereitschaft voraus

1. Patienten sind es gewohnt, über Negatives zu sprechen und haben dazu recht differenzierte Modelle entwickelt. Gerade wenn Ressourcen inhaltlich thematisiert werden, ist es daher wichtig, darauf zu achten, mit durchgeführten Interventionen nicht in einen „Ja, aber…"-Modus zu geraten. Wenn Patienten für die Fokussierung positiver Aspekte (noch) nicht aufnahmebereit sind, ist dies zu akzeptieren. Gleichwohl sollten Therapeuten die Orientierung auf Positives nicht aufgegeben – es ist vielmehr wichtig, bei nächster Gelegenheit zu explorieren, wie die Situation denn *stattdessen* sein sollte oder wie der Patient schon mal in einer nicht so schlimmen Situation zurechtgekommen ist etc.

Ressourcenaktivierung geschieht in aktiver Sprache

2. Patienten erleben das Problemverhalten als zufällig bzw. über sie kommend (und machen sich z. T. aber auch Vorwürfe, „wieder einmal Fehler gemacht zu haben"). Schwankungen in der Befindlichkeit oder in der

Auseinandersetzung mit den Problemen scheinen für die Person zumeist zunächst in der Regel nicht bedeutungsvoll; ihre Relevanz als Schritte in die richtige Richtung muss im Gespräch konstruiert werden. Es sollte daher durchgängig auf eine Sprache geachtet werden, die das „aktive Verhalten“ der Person hervorhebt (Beispiele: „Sie sind geduldig“ vs. „Sie warten ab“; „Sie bewegten sich nicht mehr und schauten niemanden mehr an“ vs. „Sie waren wie gelähmt“; „Sie entschieden also, nicht länger zu bleiben und gingen nach Hause“ vs. „Sie konnten es nicht mehr aushalten und mussten abhauen“).

5.3 Ressourcenorientierte Basisinterventionen

Ressourcenorientierte Basisinterventionen: Therapeutische Methoden, die immer wieder im Therapieverlauf aufgegriffen werden können

Unter ressourcenorientierten Basisstrategien finden sich insbesondere Strategien und Methoden, die der lösungsorientierten Kurzzeittherapie entlehnt sind. Als Basisstrategien werden diese Interventionen bezeichnet, da sie unabhängig von der jeweiligen Problemkonstellation oder Diagnose („transdiagnostisch“) und weitgehend unabhängig von der Therapiephase eingesetzt werden können. Lösungsorientierte Kurzzeittherapie wurde etwa ab Mitte der siebziger Jahre am Brief Family Therapy Center in Milwaukee (USA) entwickelt, v. a. von Steve de Shazer und Insoo Kim Berg (z. B. de Shazer, 1989; Kim Berg & Miller, 1993). Ressourcen werden in diesem – den systemtherapeutischen Verfahren zuzuordnenden – Ansatz als jederzeit vorhanden angesehen. Das therapeutische Vorgehen ist von der Überzeugung geleitet, dass eine Problemlösung am schnellsten dadurch erreicht wird, indem von Anfang an auf die Lösung und nicht auf das Problem fokussiert wird (von Schlippe & Schweitzer, 2000).

Lösungsorientierte Kurzzeittherapie interessiert sich von Anfang an für die Lösung – und im Prozess für die vielen „kleinen Lösungen“, die die Person mit ihren Ressourcen erreicht

In diesem Sinne werden zu Beginn der Therapie die Wünsche und Ziele des Patienten definiert und es wird eine Entscheidung darüber getroffen werden, welches Ziel zunächst in der Therapie bearbeitet werden soll. Zur Zielerreichung können im Anschluss im Sinne eines „Baukastens“ verschiedene Interventionselemente eingesetzt werden. Hierzu zählen u. a. die Frage nach Ausnahmen, Skalierungsfragen, die Frage nach hypothetischen Lösungen, sowie der Umgang mit Fortschritten (Walter & Peller, 2004). Abbildung 5 gibt einen Überblick über die verschiedenen Behandlungsstrategien, die in den folgenden Abschnitten ausführlich dargestellt werden. Die Abbildung stellt eine Integration der Basisstruktur der sogenannten „Zentralkarte lösungsorientierten Vorgehens“ nach de Shazer (z. B. de Shazer 1989) mit den Wirkprinzipien „Ressourcenaktivierung“, „Ressourcenklärung“ und „Nutzung von Ressourcen“ (vgl. auch Grawe, 1998) dar.

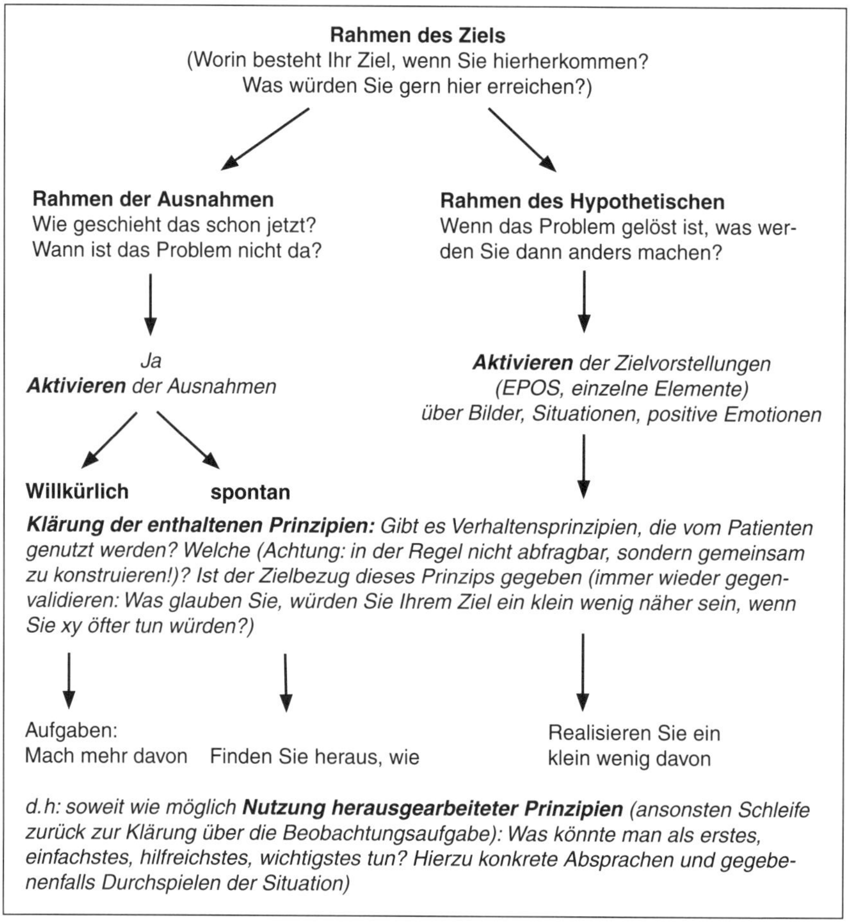

Abbildung 5: Ressourcenorientierte Basisstrategien – Struktur des Vorgehens (vgl. auch die Zentralkarte lösungsorientierten Vorgehens; Walter & Peller, 2004 bzw. Grawe, 1998)

In den nächsten Abschnitten wird auf die einzelnen Elemente ressourcenorientierter Basisstrategien eingegangen: Zunächst wird die Auftrags- und Zielklärung diskutiert; im Anschluss wird die Arbeit mit Ausnahmen unter verschiedenen Perspektiven betrachtet. Im Folgenden wird auf die Nutzung hypothetischer Lösungen eingegangen und abschließend der Umgang mit Fortschritten und die Rückfallprophylaxe fokussiert.

5.3.1 Herausarbeitung des Auftrags und Zielklärung

Während im Rahmen klassisch kognitiv-verhaltenstherapeutischer Prozessanleitungen (z. B. Bartling, Echelmeyer & Engberding, 2007; Kanfer et al., 2005) i.d.R. eine genaue Problembeschreibung und -analyse der Zielklärung vorangestellt wird, beginnt die ressourcen- und lösungsorientierte Arbeit direkt mit der Klärung des therapeutischen Auftrags bzw. der Therapieziele (vgl. Walter & Peller, 2004; Storch & Krause, 2009): Erst die Kenntnis dessen, wohin ein Patient möchte, erlaubt eine Einschätzung, welchen externen, inter- und intrapersonellen Aspekten die Qualität einer Ressource zukommt (vgl. Kapitel 1.2). Zudem fördert eine frühe Auseinandersetzung und Klärung von Zielen die handlungsorientierte Selbstregulation: Die Bildung von und Auseinandersetzung mit Zielen hilft Patienten dabei, sich eigener Ziele und Zielkonflikte bewusst zu werden, Prioritäten zu formulieren, Zielkonflikte und Ambivalenzen zu reduzieren, die eigene Lebensweise ziel- und wertbezogen auszurichten

Ob etwas eine Ressource ist, hängt vom Ziel ab

Es empfiehlt sich daher, die Therapieziele von Patienten bereits in der ersten Sitzung zu explorieren: *„Mit welchem Ziel kommen Sie hierher? Stellen Sie sich vor, die Therapie wäre zu Ende, was möchten Sie auf jeden Fall erreicht haben? Was sollte anders laufen?“* Zudem ist es sinnvoll, sich die Schwierigkeiten des Patienten schildern zu lassen. Schwierigkeiten müssen jedoch nicht ausführlich exploriert werden – vielmehr wird frühzeitig herausgearbeitet, was der Patient *stattdessen* möchte: *„Es tut mir sehr leid zu hören, wie schlimm alles bei Ihnen gelaufen ist. Wie sollte es denn stattdessen aussehen bzw. woran würden Sie merken, dass es besser/gut wäre?“* (vgl. Walter & Peller, 2004, S. 88).

Merke: Wann ist es sinnvoll und notwendig über Probleme zu sprechen?

Auch wenn der Therapeut deutlich auf die Aktivierung von Ressourcen hin orientiert ist, gibt es bestimmte Konstellationen im Gespräch, bei denen eine Fokussierung der Problemseite indiziert ist: Eine Vertiefung der Gespräche über das Problem ist beispielsweise dann sinnvoll, wenn unklar bleibt, worum es dem Patienten eigentlich geht: Wenn Therapeuten den Eindruck haben, in der Luft zu hängen oder nicht wissen, was die Schwierigkeiten ausmacht, sollten sie nachfragen, ohne dabei aber zu sehr ins Detail zu gehen. Eine Vertiefung der Gespräche über das Problem kann zudem sinnvoll sein, wenn erstens unklar ist, ob es sich um ein psychologisches Problem handelt, zweitens der Patient zuvor nicht mit anderen über das Problem gesprochen hat (dann ist das Sprechen darüber etwas Neues und sollte gewürdigt werden) und drittens um Verständnis zu vermitteln. Gespräche über das Problem sind darüber hinaus notwendig, wenn der Patient (noch) nicht für ressourcenorientierte Interventionen aufnahmebereit ist. Gerade bei Patienten mit affektiven Verstimmungen ist es wichtig, nicht brachial auf die positive Seite zu gehen, sondern mit Blick auf das Klagebedürfnis der Person (und ihren Wunsch, darin verstanden zu werden) immer wieder flexibel mit Fragen nach dem „stattdessen“ Kontakt zu positiven Inhalten zu ermöglichen.

In der Literatur finden sich elaborierte Vorstellungen dazu, wie Ziele formuliert sein sollten, um handlungswirksam zu werden (zur Übersicht vgl.

Merkmale günstiger Zielvorstellungen: Günstige Ziele sind positiv, konkret, im Kontrollbereich der Person und persönlich bedeutsam

z. B. Michalak et al. 2005; Walter & Peller, 2004). Zentral erscheinen insbesondere die folgenden formalen Merkmale:

- Ziele sollten positiv formuliert werden („Was werden Sie stattdessen tun?"),
- Ziele sollten prozesshaft formuliert werden („Wie werden Sie das tun?"),
- Ziele sollten konkret, verhaltensnah und präzise sein („Wie werden Sie das im Einzelnen tun?"),
- Ziele sollten auf das Hier-und-Jetzt bezogen sein („Wenn Sie heute aus der Sitzung herausgehen und auf dem Weg zu Ihrem Ziel sind, was werden Sie anders machen oder wie werden Sie anders zu sich sprechen?"),
- Ziele sollten im Kontrollbereich der Person liegen („Was werden Sie tun, wenn das eintritt?"),
- Ziele sollten persönlich bedeutsam sein („Macht es Ihr Leben wirklich besser, wenn Sie weiterkommen?" „Inwiefern wird Ihr Leben dadurch besser?"),
- Ziele sollten sich – durchaus somatisch spürbar – gut „anfühlen".

Ziele sind „Leuchtfeuer" für das Handeln

Je besser die Ziele formuliert sind, desto klarer werden die erwarteten Handlungsergebnisse antizipierbar und desto eher entstehen damit einhergehende positive Emotionen, die wiederum die Handlungsausführungskontrolle erleichtern (Emmons, 1992). Indem Therapeuten ihre Patienten dabei unterstützen, ihre Ziele in dieser Art zu formulieren, ermöglichen sie ihnen idealerweise gleichzeitig die Antizipation positiver Zustände. Sie bringen die Patienten damit auch emotional mit einer besseren Zukunft in Kontakt und erleichtern die Orientierung weg von den Problemen und hin zu den Lösungen.

Ziele sind mehr als bestimmte Zielformulierungen

Die Kriterien für eindeutige Zielformulierungen beschreiben, wie möglichst günstige, z. T. auch ideale Zielformulierungen aussehen können. Es lohnt sich, den Patienten dabei zu unterstützen, seine Ziele möglichst in dieser Weise zu fassen. Allerdings sollten dabei die Grenzen der Person in Bezug auf eine Zielformulierung berücksichtigt werden: Gerade Personen, die unter massivem Druck stehen (weil z. B. in nächster Zeit eine wichtige Situation auf sie zukommt), sind häufig wie hypnotisiert von der dort möglicherweise auf sie zukommenden Katastrophe und formulieren immer wieder „nur" ein negativ definiertes Ziel, nämlich die Vermeidung dieser Katastrophe. Bei aktiven Bemühungen um eine möglichst günstige Zielformulierung sollten Therapeuten gleichzeitig darauf achten, dass sie sich nicht zu sehr an den formalen Merkmalen „idealer" Ziele orientieren: Einzelne, in diesem Sinne „falsche" Formulierungen sind vermutlich nicht zentral. Es sollte vielmehr berücksichtigt werden, wie die Person ihre Ziele insgesamt beschreibt: Zeichnen sich tragfähige Ziele ab? Äußert die Person auch Ziele, die über die Fixierung auf wenige negativ bewertete Situationen hinausgehen? „Blitzt" zumindest zwischendurch einmal auf, wie das Verhalten der Person stattdessen – auch längerfristig – sein sollte? Manchmal reicht es völlig aus, diejenigen Zielformulierungen aufzugreifen, die relativ günstig gefasst sind (und nicht an „unperfekten" Zielformulierungen herumzukritteln).[7] Kriterium für die Angemessenheit einer Zielformulierung ist, ob sie für den Patienten eine tragfähige Arbeitsbasis darstellt.

In der Regel haben Patienten mehrere Ziele. Bei der Konkretisierung der Zielvorstellungen empfiehlt sich, die folgenden Faustregeln zu beachten:

- *Prioritäten frühzeitig klären:* Therapeuten sollten frühzeitig klären, in welchem Zielbereich die nächsten Schritte zu einer Verbesserung der Gesamtsituation, in Richtung auf ein besseres Leben, liegen. Zur Klärung der Prioritäten bezüglich der verschiedenen Zielvorstellungen empfehlen sich Fragen wie: „Was ist Ihnen lieber?", „Was davon ist Ihnen jetzt am wichtigsten?", „Was ist im Moment für Sie wichtiger: ‚Mehr Zeit mit Ihrem Mann verbringen' oder ‚Wieder mehr unternehmen…?'"
- *Skalierungsfragen für die Schwerpunktsetzung nutzen:* In diesem Kontext können Skalierungsfragen sehr nützlich sein, beispielsweise: „Zehn bedeutet, Sie werden alles tun, um das Problem zu lösen und eins bedeutet, Sie können auch mit dem Problem noch einige Zeit gut zurechtkommen – wie schätzen Sie diesen Bereich ein?"
- *Erst nach Schwerpunktsetzung einzelne Ziele vertiefen:* Im Rahmen der Zielklärung sollte nicht zu stark in die Exploration von Ausnahmen oder die Planung von Umsetzungsschritten eingestiegen werden: Es ist eher ungünstig, wenn sich die Person in Bezug auf ein Ziel und entsprechende Schritte schon „warmgelaufen" hat und der Prozess dann abgebrochen wird, um in den entsprechenden Klärungsprozess bei einem anderen Ziel einzusteigen.

Entwicklung positiver Perspektiven (EPOS; Willutzki & Koban, 1996, 2010)

EPOS – ein Therapiemodul zur *E*ntwicklung *pos*itiver Zielperspektiven

EPOS ist ein Therapiemodul zur Aktivierung und Klärung der Ziele von Patienten. Im Vergleich zur beschriebenen Form der Zielklärung stellt EPOS eine intensivere und umfassendere Form der Zielgenerierung und -klärung dar, die insbesondere dann indiziert ist, wenn (1) der Patient einen entsprechenden Klärungswunsch benennt, (2) Zielperspektiven fehlen bzw. Zielvorstellungen inkonsistent sind oder Zielkonflikte bestehen, (3) Problemstellungen komplex und/oder (4) diffus bzw. unklar sind, und (5) Patienten deutlich demoralisiert sind. In Phasen akuter Depression sowie in objektiv „aussichtslosen" Situationen (z. B. einer lebensbedrohlichen Erkrankung) ist das im Folgenden beschriebene Vorgehen eher kontraindiziert (vgl. Kanfer et al., 2005).

7 Dieses Prinzip gilt unter ressourcenorientierter Perspektive grundsätzlich: Die Nicht-Einhaltung von Ideallinien sollte den Therapeuten nicht dazu verleiten, implizite oder explizite Kritik zu äußern oder deutlich zu machen.

EPOS besteht aus zwei Phasen, einer strukturierten Imaginationsphase und einer Auswertungsphase, die sich insgesamt über zwei bis drei Therapiestunden erstrecken können:

- Die *Imaginationsphase* dient dazu, die Patienten in die Lage zu versetzen, möglichst problemunbelastet und holistisch verarbeitend eine positive Lebensutopie zu entwerfen, aus der anschließend konkrete Ziele erarbeitet werden sollen. Sie kann z. B. mit Hilfe der *5-Jahres Frage* („Angenommen ich würde Sie in 5 (bzw. in 3, 10, 15) Jahren wiedertreffen. Ihr Leben ist bis dahin gut gelaufen: Wo treffe ich Sie, was tun Sie, wie verbringen Sie den Tag, wie sind Sie?") oder der *Inselfrage* eingeleitet werden („Stellen Sie sich vor, Sie hätten irgendwo eine wunderschöne Insel geschenkt bekommen, auf der Sie das alleinige Recht haben, zu bestimmen, wer in welcher Weise dort mit Ihnen leben darf. Wen würden Sie mitnehmen, wie leben Sie dort, was tun Sie, wie verbringen Sie den Tag?"). Der Therapeut unterstützt die 30- bis 40-minütige Imagination, indem er
  - offene Fragen stellt,
  - den Indikativ Präsens z. B. für kurze Zusammenfassungen nutzt („Sie sitzen da mit denen am Tisch: Wie fühlen Sie sich?"),
  - konkret und situativ bleibt („Und wo sind Sie? Wie ist es da?"),
  - die positive emotionale Befindlichkeit fokussiert („Und wie fühlen Sie sich in dieser Situation? Sie fühlen sich …?") oder
  - Erfahrungen auf unterschiedliche Sinneskanälen anspricht („Und wie Sie da liegen: Wie riecht es hier? Was spüren Sie auf der Haut?").

  Die lebendige Vorstellung soll dazu beitragen, dass sich der Patient zunächst nicht mit der Analyse der Vorstellung beschäftigt; gegebenenfalls unterstützt der Therapeut dies explizit („Lassen Sie uns erst mal in der Situation bleiben. Wir sehen uns das später noch mal genauer an"). Abschließend wird der Patient gebeten, sich die Imagination noch einmal im Verlauf zu vergegenwärtigen und von den prägnanten Momenten ein „inneres Foto" zu machen. Die Imagination wird audio- bzw. videografiert und dem Patient mit der Instruktion mitgegeben, sich die Aufzeichnung noch einmal anzuhören und die für ihn wichtigen Aspekte zu notieren.
- In der *Auswertungsphase* geht es darum, implizite Zielvorstellungen zu explizieren, zwischen Zielen, Werten und Utopien zu differenzieren, die persönliche Bedeutung von Zielen und Utopien herauszuarbeiten und den Bezug zur aktuellen Situation herzustellen. Initial wird die Imagination zunächst aktiviert, d. h. die einzelnen Stationen der Imagination werden nochmals zusammengefasst. Im Anschluss werden einzelne Aspekte der Imagination herausgegriffen und sukzessive hinsichtlich ihrer Bedeutung analysiert („Was bedeutet Ihnen das, wenn Sie weniger wiegen, wie fühlen Sie sich, was ist Ihnen wichtig daran …?"). Hierdurch werden die Zusammenhänge zwischen dem

konkreten Verhalten bzw. den situativen Merkmalen der Imagination und den persönlichen Zielen geklärt. Auf Basis des explizierten persönlichen Bezugs werden konkrete Ziele herausgearbeitet und zwischen Therapie- und Lebenszielen differenziert. Das weitere Vorgehen entspricht dem oben beschriebenen Vorgehen zur Formulierung konkreter Ziele (siehe oben). Eine ausführliche Darstellung des Vorgehens bei der EPOS findet sich bei Willutzki und Koban (2010[8]).

5.3.2 Skalierungsfragen

Skalierungsfragen geben Orientierung

Nachdem der Patient mit Unterstützung durch den Therapeuten eine Entscheidung darüber getroffen hat, welcher Aspekt als nächstes in der Therapie bearbeitet werden soll, ist es günstig, den aktuellen Stand der Problembewältigung und den Sollzustand ausführlicher zu explorieren. Hierzu eignen sich Skalierungsfragen, beispielsweise folgende (vgl. Bamberger, 2005; DeJong & Berg, 2003):

- „Nehmen wir einmal an, Sie waren bei 0, als Sie das erste Mal angerufen haben, wo befinden Sie sich heute nach der dritten Sitzung?"
- „Woran merken Sie, dass Sie bei 4 sind?"
- „Wie würden Sie handeln/denken, wenn Sie bei 5 sind?"
- „Wo müssten Sie sich befinden, um sagen zu können, dass Sie mit dem Problem leben können?"
- „Wenn Sie auf 10 so sind, wie Sie immer sein wollten, wie nahe sind Sie dem?"
- „Welches war der höchste Wert, den Sie schon mal erreicht haben?".

Es kann auch günstig sein, Skalierungsfragen mit Bezug auf wichtige Sozialpartner der Person zu stellen:

- „Wenn Ihre Freundin hier wäre und ich würde sie fragen, was würde sie sagen, wo Sie auf der Skala stehen?"
- „Was würde sie sagen, was Sie tun müssten, damit Sie von (aktuell) 3 auf 4 kommen?"
- „Was würde sie an Ihnen wahrnehmen, wenn Sie auf 4 gekommen sind?"

8 Die DVD eines Workshops zur EPOS ist unter http://www.auditorium-netzwerk.de/Kongresse-1991-2011/alle-Kongresse-1991-2011/2009/08-8-Interdisziplinaeres-Symposium-Gesundheit-und-Lebensqualitaet-Kassel/Willutzki-Ulrike-EPOS-ein-Therapiemodul-zur-Entwicklung-positiver-Perspektiven-in-der-Psychotherapie::4403.html (Zugriff am 23.01.2013) erhältlich.

Solche Skalierungsfragen verdeutlichen oft, dass bereits eine Zielannäherung stattgefunden hat, auch wenn die Oberziele noch nicht erreicht sind. Zudem können bereits Ausnahmen vom Problemzustand herausgearbeitet werden. Skalierungsfragen können im Therapieverlauf immer wieder genutzt werden, um Fortschritte und weitere Schritte der Zielerreichung zu markieren (de Shazer & Dolan, 2008):

- „Sie sind jetzt bei 4. Woran würden Sie merken, dass Sie bei 5 sind?"
- „Was müssten Sie tun, um die nächsthöhere Stufe zu erreichen?"

Merke:

Die Entwicklung konkreter, persönlich bedeutsamer Ziele, die im Kontrollbereich der Person sind, ist eine wichtige Voraussetzung für die Aktivierung von Ressourcen: Nur wenn klar ist, wofür etwas gebraucht wird, lässt sich herausarbeiten, welche Ressourcen hierzu erforderlich sind. Therapeuten bemühen sich aktiv um günstige Zielvorstellungen – ohne Patienten für „suboptimale" Zielformulierungen zu kritisieren. Skalierungsfragen können zur Orientierung über die aktuelle Zielerreichung und die Konkretisierung von Zwischenschritten genutzt werden.

5.3.3 Ressourcenaktivierung zum Therapiebeginn

Problembewältigung vor Therapiebeginn

Bereits in der ersten (oder einer frühen) Therapiesitzung fragt der Therapeut den Patienten im Rahmen einer Skalierung der Probleme nach Veränderungen vor Therapiebeginn:

„Wenn Sie sich eine Skala vorstellen von „0" bis „10", als „0" so wie es Ihnen ging, als Sie das erste Mal bei uns angerufen haben (oder: als es Ihnen am schlechtesten ging) und der „10" so wie es sein soll: Was würden Sie sagen, wo Sie im Moment stehen?"

Berichten Patienten an dieser Stelle über Verbesserungen vor Therapiebeginn, so drückt der Therapeut zunächst seine Anerkennung dafür aus, dass es dem Patienten bereits gelungen ist, „einen Fuß in die Tür zu bekommen". Er regt den Patienten dazu an, diese Verbesserungen zu beschreiben, und arbeitet mit der Person die einzelnen Verhaltensweisen und sonstigen Faktoren, die dazu beigetragen haben, heraus. Abschließend exploriert er mit dem Patienten, ob ihn eine Intensivierung dieser Prinzipien weiterbringen könnte, und wie er diese gegebenenfalls umsetzen könnte (vgl. auch Kapitel 5.3.4).

Ressourcen jenseits des aktuellen Problems

Zur Aktivierung von Ressourcen in der aktuellen Lebenssituation wird in einer frühen Therapiesitzung die folgende Beobachtungsanregung gegeben:

„Ich möchte Sie bitten, sich bis zur nächsten Sitzung zu überlegen, was in Ihrem Leben aktuell so läuft, dass Sie sagen, dass ist o.k., gut oder sehr gut. Was sollte so bleiben, wie es jetzt ist und sich auf keinen Fall verändern! Beobachten Sie dazu bitte bis zum nächsten Mal Ihr eigenes Verhalten und das von anderen Personen aus Ihrem Umfeld."

Zu Beginn der darauf folgenden Sitzung wird ausführlich mit dem Patienten besprochen, welche Aspekte seiner aktuellen Lebenssituation so bleiben können und sollen, wie sie sind. Ressourcen können hier unter zwei Perspektiven konkretisiert werden: Zum einen im Sinne einer Würdigung dessen, was sich die Person in ihrem Leben geschaffen hat. Zum zweiten kann betrachtet werden, welche persönlichen Fähigkeiten und Strategien die Person für die Entwicklung dieser positiven Aspekte ihres Lebens genutzt hat – und ob möglicherweise einzelne dieser Fähigkeiten auch nützlich bei der Verfolgung der aktuellen Ziele sein könnten. Die Analyse aktuell positiver Lebensaspekte dient also einerseits der Remoralisierung bzw. Förderung positiver Affekte und andererseits der Diagnostik von Ressourcen.

5.3.4 Exploration von Ausnahmen (Rahmen der Ausnahmen)

Ausnahmen sind „Goldgruben"

Unter einer ressourcenorientierten Perspektive stellen „Ausnahmen" vom Problem von der Person positiv gestaltete Aspekte ihres Lebens dar (vgl. Kapitel 5.2). Leitend ist dabei die Unterstellung, dass die Person in irgendeiner Form aktiv zu den Ausnahmen beigetragen hat; diese Abweichungen von der Beschwerde hin zum Positiven werden von der Person in der Regel nicht bewusst als Lösungen wahrgenommen.

Die Arbeit mit Ausnahmen in einem weiten Sinne ist ein zentrales Prinzip ressourcenorientierten Arbeitens, das im Rahmen lösungsorientierter Ansätze differenziert ausgearbeitet wurde (z. B. Walter & Peller, 2004; vgl. Abbildung 5). In der therapeutischen Arbeit gilt es, diese Ausnahmen bewusst zu machen, sie auf eigene Handlungsanteile hin zu analysieren, die wiederum hinsichtlich ihrer Nützlichkeit für den Problembearbeitung betrachtet werden. Fragen nach Ausnahmen können auf das Problem oder auf das Ziel bezogen werden (Walter & Peller, 2004):

- „Ist das Problem manchmal nicht da oder weniger schlimm?"
- „Ist es schon mal vorgekommen, dass das Problem nicht so belastend oder überhaupt nicht da war, obwohl Sie es eigentlich erwartet hätten?"
- „Wann machen Sie bereits etwas von dem, was Sie wollen?"

Die Arbeit mit Ausnahmen orientiert sich an den Arbeitsschritten der (1) Ressourcenaktivierung, (2) Ressourcenklärung und der (3) Umsetzung von Ressourcen, die im Folgenden betrachtet werden.

5.3.4.1 Aktivierung von Ausnahmen

Wie auch Probleme nur verändert werden können, wenn sie aktiviert sind, können Ressourcen ihre Wirkung nur dann entfalten, wenn sie zumindest in Ansätzen kognitiv-emotional aktiviert sind, die Person auch emotional mit ihnen im Kontakt ist. Ausnahmen und damit Möglichkeiten der Person, die Situation zu verbessern, sind nicht ohne weiteres zugänglich, insbesondere dann nicht, wenn die Person aufgrund ihrer Gefangenheit in ihren Problemen in einem eher negativen affektiven Zustand ist. Die Aktivierung von Ressourcen wird damit zu einer genuinen therapeutischen Aufgabe, die viel Sorgfalt erfordert.

Ausnahmen müssen vom Therapeuten aktiv „spürbar“ gemacht werden

- Um der Person den Zugang zu Ausnahmen zu erleichtern, kann es sinnvoll sein, erst einmal die Situation zu aktivieren, also detailliert beschreiben zu lassen. Für die Aktivierung selbst sind imaginative Strategien und Techniken (Gegenwartsorientierung, Nutzung verschiedener Sinneskanäle etc.; vgl. Kirn, Echelmeyer & Engberding, 2009) hilfreich, d.h. Therapeuten sollten möglichst anschaulich-konkrete Beschreibungsbegriffe nutzen („Wie war das? Bitte beschreiben Sie.“). Mit Begriffen und Formulierungen, die das Umschalten in einen analytischen Modus begünstigen (Warum ...? Wie erklären Sie sich ...?“, etc.), sollte eher zurückhaltend umgegangen werden (Abele, 1996). Um eine offene Haltung gegenüber der Ausnahmenanalyse zu fördern, ist es zudem sinnvoll, die mit der Ausnahme verbundenen positiven Gefühle für die Person spürbar werden zu lassen, indem z.B. explizit danach gefragt wird, wie es der Person in der Situation gegangen ist, wie sie sich gefühlt hat. Ein Lächeln, ein offener Blick oder ein freudiger Gesichtsausdruck als positive somatische Marker (Storch & Krause, 2009) können Indikatoren für einen gelungenen Aktivierungsprozess sein.

Ausnahmen möglichst detailliert imaginieren lassen

Zielbezug von Ausnahmen ist wichtig

- Ausnahmen müssen auf den Auftrag bzw. das Ziel bezogen sein. Diesen Zielbezug sollte der Therapeut im Einzelnen abklären („Ist das die richtige Richtung in Bezug auf ...?“; „Wenn das öfter vorkommt, werden Sie dann auch weiter sein in Bezug auf...?“).
- Häufig attribuieren Patienten Ausnahmesituationen auf Zufall oder Glück oder stellen spezielle situative Bedingungen in den Vordergrund (bis hin zu „Als ich Geburtstag hatte.“, „Als ich verliebt war.“). Auch wenn der Kontext speziell bzw. nicht herstellbar ist, sollten die entsprechenden Situationen sorgfältig aktiviert werden, da sich in der Regel im Rahmen dieser besonderen Situationen gleichwohl Verhaltensanteile der Person ausmachen lassen (z.B. „Da habe ich mir mehr vertraut.“, „Da war ich einfach in der Situation.“).

5.3.4.2 Klärung von Ausnahmen

Hat die Person einen guten emotionalen Zugang zu den Ausnahmen, geht es im Weiteren darum, im Einzelnen zu klären, wie die Ausnahmen „funktionieren“: Welche „Reaktionsbereitschaften“ oder „Prozessbereitschaften“ der Person tragen dazu bei, dass das Problemmuster unterbrochen wird? Auch diese Analyse ist für den Patienten nicht einfach und er profitiert von aktiver therapeutischer Unterstützung: Ausnahmen entspringen oftmals hochautomatisierten Routinen, die der Person eher zu geschehen scheinen, als dass sie sie aktiv herstellt. Um inhaltlich mit ihnen weiterarbeiten zu können, wird in der therapeutischen Interaktion geklärt bzw. ausdifferenziert, nach welchem Prinzip der Patient im Einzelnen bereits das Problemmuster durchbricht; die Einsicht, dass er etwas dazu beigetragen hat, entwickelt sich beim Patienten häufig erst schrittweise.

Klärung von Ausnahmen braucht Zeit

Für Therapeuten ist es entscheidend zu verstehen, welche Unterschiede im Verhalten es zu Zeiten der Ausnahme im Vergleich zu Zeiten des Problems gibt: Wie hat die Person anders gehandelt? Auf welche Weise hat sie anders gedacht? Wie hat sie in der Ausnahmesituation ihre Emotionen reguliert? Bei der Ausnahmenklärung geht es insbesondere darum, herauszuarbeiten, welchen persönlichen Anteil die Person am Zustandekommen der Ausnahmesituation hatte und ihr dies bewusst zu machen. Dies wird gemeinsam mit dem Patienten herausgearbeitet, z. B. indem gefragt wird:

> „Macht es einen Unterschied zu dem, wie Sie sich sonst verhalten/wie Sie sonst denken?“[9]

In vielen Fällen überfordert die direkte Frage nach Unterschieden Patienten. Es ist dann sinnvoll, durch Zusammenfassung und Paraphrasierung Unterschiede zu markieren und schrittweise zu konkretisieren:

> „Und da haben Sie sich mehr auf sich selbst verlassen und im Auge behalten, was Ihnen eigentlich wichtig war…“

Orientiert sich die Person bei der Betrachtung der Ausnahmesituation vor allem an den äußeren Rahmenbedingungen, so können sogenannte *Problemverschlimmerungsfragen* zur Konkretisierung eigener Anteile beitragen (Fryszer & Schwing, 2006):

> „Hätten Sie es trotz des guten Wetters schaffen können, ängstlich, depressiv, wütend etc. zu sein? Wie hätten Sie das hinbekommen können?“

---

9 Gerade in diesem Zusammenhang kann die Kenntnis beispielsweise störungsspezifischer oder anderer Veränderungsmodelle sehr nützlich sein: Sie können als „Suchraster“ für die Wege zur Veränderung dienen, die der Person am nächsten liegen (vgl. auch Kapitel 5.4).

Ausnahmen werden psychologisch interpretiert: Welche Verhaltensweisen, welche Kognitionen, welche Selbstregulationsmechanismen hat die Person eingesetzt?

Nimmt die Person die Zielannäherung im Rahmen der Ausnahmen als von ihr kontrolliert wahr, kann im Einzelnen herausgearbeitet werden, wie ihr das gelungen ist. Dabei ist es in der Regel günstig, einfache und leicht herstellbare „Werkzeuge" oder Prinzipien zu fokussieren. Der Therapeut hört die Schilderungen des Patienten nicht „naiv": Er nutzt einerseits sein professionelles Wissen darüber, wie Menschen „funktionieren", z. B. indem er zwischen verschiedenen Reaktionsebenen (Handlung, Kognition, Emotion) differenziert. Andererseits können an dieser Stelle auch seine Kenntnisse über – u. U. auch störungsspezifische – aufrechterhaltende Mechanismen eingehen.

Fallbeispiel:

Eine Patientin, die in vielen sozialen Situationen massive Befürchtungen hat, dass andere sie für inkompetent halten, möchte in Gesprächen mit Freunden gelassener sein. Auf die Frage, ob sie schon einmal in einer Situation gelassener war, erinnert sie sich an ein Treffen mit zwei Freundinnen, als sie etwas kränklich war. Bei der Klärung dieser „Ausnahme" wird deutlich, dass sie sich in der Situation innerlich die Erlaubnis gegeben hat, auch einmal einen Fehler zu machen (als Kontrast zu ihrer sonst eher perfektionistischen Orientierung), und sich eher auf das konzentriert hat, was die anderen zu sagen hatten (im Kontrast zu ihrer sonst ausgeprägten Selbstaufmerksamkeit), sowie sich eher so verhalten hat, wie sie sich in dem Moment gefühlt hat (als Kontrast zu ihren sonst ausgeprägten Sicherheitsverhaltensweisen, wie z. B. sich vorher überlegen, was man sagen könnte oder auf grammatikalisch korrekte Sätze achten).

Die Therapeutin akzentuiert in der Erarbeitung der für die Ausnahme relevanten Prinzipien diese Verhaltensweisen. Hierbei greift sie einerseits auf ihre Kenntnis des Modells der sozialen Phobie von Clark und Wells (1996) zurück. Zusätzlich bleibt sie offen für individuell von der Patientin genutzte Ressourcen: In diesem Beispiel beschreibt die Patientin etwa, dass sie sich in der Situation so „richtig in den Sessel reingekuschelt" hat – eine Strategie, die sie auch in anderen Situationen zur Förderung von Gelassenheit nutzen kann.

Zur Konkretisierung der Verhaltensprinzipien ist es oft günstig, die Perspektive anderer Personen einzubeziehen, da über zirkuläre Fragen oft mehr Tiefe und mehr Details beschrieben werden:

„Was denken Sie, würde Ihr Mann sagen, was Sie in diesen Zeiten anders machen? Was würde er sagen, müsste passieren, damit dies öfter stattfindet?"

Erlebt der Patient Ausnahmen, ohne dass sich herausarbeiten lässt, welche von ihm kontrollierten Verhaltensalternativen zum Problemmuster hierbei eine Rolle spielen, wird er gebeten, bis zum nächsten Therapietermin entsprechende Situationen genau zu beobachten. Diese Beobachtungen der Person werden in der folgenden Sitzung aufgegriffen, aktiviert und in Hinblick auf Verhaltensanteile der Person geklärt (vgl. Abbildung 5).

„Spontane", nicht als selbst kontrolliert erlebte Ausnahmen werden erst einmal beobachtet – in der Folge können sie weiter analysiert werden

Um die Bedeutung herausgearbeiteter Verhaltensweisen, die Teil eines Lösungsmusters zu sein scheinen, für die Person deutlicher zu machen, kann es sinnvoll sein, nach der Herausarbeitung von Prinzipien andere Situationen zu suchen, in denen die Anwendung des Prinzips ebenfalls nützlich war:

„Haben Sie so etwas – z. B. sich aufraffen, Bekannte zu treffen oder Dinge zu erledigen – auch schon einmal in anderen Situationen gemacht? Wie war das dort? Was genau war gut daran?"

Problemkontaminierte Ausnahmen

Nicht jede Ausnahme (aber doch sehr viele!) ist eine Abweichung vom Problem, die in die richtige Richtung geht. Möglicherweise führen jedoch auch langfristig dysfunktionale Strategien zu einer kurzfristigen, sehr angenehm erlebten Ausnahme vom Problem. Ein klassisches Beispiel in der kognitiven Verhaltenstherapie ist Vermeidungsverhalten, das zur kurzfristigen Entlastung führt und gleichzeitig das Problem aufrechterhält. Ist der Therapeut bei vom Patienten beschriebenen Ausnahmen und dabei umgesetzten Verhaltensprinzipien unsicher, ob diese „problemkontaminiert" sind, so kann er dies prüfen, indem er einen Sprung zum Zielzustand anregt:

„Und wenn Sie da sind, wo Sie hin möchten, Sie sich also so verhalten, wie es sein soll, werden Sie das dann auch noch tun?"

Falls die Person dies verneint, ist es günstiger sich auf die Suche nach Ausnahmen und Verhaltensweisen zu machen, die auch dann noch genutzt werden, wenn eine Person ihr Ziel erreicht hat.

Fallbeispiel:

Eine Patientin, die zu Ess-Brech-Anfällen im Kontext unregelmäßigen Essverhaltens und einem sehr negativen Selbstbild neigt, beschreibt als Ausnahmen Tage, an denen es ihr gelingt, „strikt nach Kalorientabelle und voller Kontrolle zu essen". Auf die Frage danach, wie das aussieht, wenn das Problem nicht mehr da ist, kann sie klar formulieren, dass sie sich dann keine Gedanken über die Kalorien mache und sich erlaube zu essen, worauf sie Appetit habe. Im weiteren Gespräch kann mit ihr erarbeitet werden, dass sie eher solche Strategien intensiviert, die sie nicht irgendwann, womöglich ganz kurz vor dem Zielzustand radikal verändern muss.

5.3.4.3 Nutzung identifizierter Ressourcen aus der Ausnahmenarbeit

Sind Prinzipien, nach denen die Ausnahme funktioniert, geklärt, wird konkretisiert, wie der Patient diese Ressourcen weiter und öfter nutzen kann

Sobald geklärt ist, nach welchen Prinzipien und mit welchen Strategien („Werkzeugen") der Patient das Problemmuster durchbricht, geht es darum, mit der Person zu erarbeiten, welche Verhaltensweisen in anderen Situationen nutzbar sein könnten. Dabei achtet der Therapeut darauf, dass eher kleine und einfache Schritte ausgewählt werden, die von der Person gleichzeitig für sinnvoll gehalten werden. Gemeinsam erarbeitet er mit dem Patienten, wie er dieses Werkzeug häufiger nutzen kann und unter welchen Rahmenbedingungen dies sinnvoll ist: Wie kann der Patient das, was funktioniert, mehr und/oder öfter tun? Was sind erste Schritte, um dies mehr und/oder öfter zu tun? Am Ende der Arbeit mit Ausnahmen stehen Vereinbarungen zur Nutzung der erarbeiteten Prinzipien, im Sinne von Verhaltensübungen bzw. -experimenten.

Merke:

Unter ressourcenorientierte Perspektive sind – auch kleine! – Ausnahmen vom Problem Folge der Fähigkeiten und Fertigkeiten, über die der Patient selbst verfügt. Da Patienten Ausnahmen als „nicht die Regel" erleben, ist eine sorgfältige Unterstützung ihrer Analyse durch den Therapeuten notwendig. Der kognitiv-emotionale Zugang zu Ausnahmen kann imaginativ bzw. durch fokussierende Gespräche unterstützt werden. Bei der Klärung der die Ausnahmen fördernden Verhaltensprinzipien und Rahmenbedingungen nutzen Therapeuten ihre psychologischen Kenntnisse: Sie können dazu dienen, allgemeine und störungsspezifische Veränderungsmechanismen, die in Ausnahmen zum Tragen kommen, zu fokussieren und herauszuarbeiten. Die weitere Verfolgung der therapeutischen Ziele unterstützt der Therapeut, indem er mit dem Patienten sorgfältig erarbeitet, welche der in den Ausnahmen enthaltenen Prinzipien und Rahmenbedingungen häufiger und intensiver genutzt werden können.

5.3.5 Externalisierung von Problemen

Externalisierung ist selbstwertschützend

Externalisierende Interventionen – die in der Familientherapie auf die Australier Michael White und Michael Epston (White & Epston, 1998) zurückgehen – arbeiten in einer strukturierten Form mit Ausnahmen. Grundlage der „Externalisierung" eines Problems ist die sprachliche Objektivierung bzw. Personifizierung eines als bedrückend erlebten Problems. Externalisierung bedeutet, dass für das jeweilige Problem eine Metapher gesucht wird: Es wird sprachlich als ein Art „Lebewesen" oder „Person" imaginiert und bezeichnet. So beschreibt ein Patient auf die Frage, was für ein Lebewesen eine ihm als unkontrolliert erlebte Wut sein könne, diese als wilden „Ziegenbock", der ihn immer wieder angreife und störe.

Einerseits werden durch diese bildhaften Vorstellungen diffuse Probleme handhabbar. Andererseits werden sie in gewisser Weise von der Person „getrennt", zu einem „Ding" oder „Äußeren", auf das Patient, und/oder Familie und Therapeut gemeinsam blicken können. Gleichzeitig wird das Problem weniger als Teil der Person rekonstruiert, für das sie verantwortlich oder schuldig ist. Bezogen auf das Beispiel vom „wilden Ziegenbock" als Ärger wird es möglich, mit der Person darüber zu sprechen, wann sie den Ziegenbock unter Kontrolle hat, wie sie mit ihm umgehen kann, um ihn zu zähmen.

Eine Externalisierung des Problems kann „einfach" über die Substantivierung des Problems erfolgen:

> „Wie haben die Ängste Sie dazu gebracht, sich immer mehr zurückzuziehen? Wie haben die Ängste Sie dazu gebracht, in allen Situationen nur das Negative zu sehen?"

Im Weiteren kann es hilfreich sein, das Problem zu personifizieren oder verdinglichen:

> - „Könnten Sie sich ein Bild vorstellen, wie sieht das Problem genau aus?"
> - „Wenn das Problem ein Ding oder ein Lebewesen wäre, was wäre es für eins? Wie sieht es aus? Wie bewegt es sich? Wo sitzt es? Wie groß ist es, kann es größer oder kleiner werden? Hat es eine Stimme, was sagt es zu Ihnen?"

Über die Externalisierung kann der Einfluss des Problems deutlich erarbeitet werden

Wurde eine Symbolisierung gut eingeführt, empfehlen White und Epston (1998) die sogenannte „Befragung nach dem relativen Einfluss". Die Befragung nach dem relativen Einfluss zielt auf zwei Bereiche: (1) Zum einen werden die Betroffenen aufgefordert, den Einfluss des Problems auf ihr Leben und ihre Beziehungen zu umreißen. (2) Zum anderen arbeiten sie ihren eigenen Einfluss auf das „Leben" des Problems heraus:

- *Umreißen des Problemeinflusses:* Mit Hilfe von Fragen werden die Betroffenen – im Anschluss an die Herausarbeitung des Auftrages – dazu aufgefordert, den Einfluss des Problems auf ihr Leben und ihre Beziehungen zu umreißen. Auf diese Weise wird konkretisiert, welchen Einfluss das Problem auf die Lebensbereiche der Person hat:

  > „Wie wirkt das Problem auf Ihr Leben? Wie hat es Ihr Selbstbild beeinflusst? Wie hat das Problem Ihre persönlichen Beziehungen beeinflusst? Sind Sie damit einverstanden, dass das Problem Ihr heutiges Leben bestimmt/beeinflusst?"

Externalisierung ermöglicht in der Folge, den Einfluss der Person auf das Problem herauszuarbeiten; hierbei werden Ausnahmen genutzt

- *Umreißen des Einflusses von Betroffenen:* Nachdem der Einfluss des Problems auf die Person herausgearbeitet wurde, wird sie aufgefordert, ihren Einfluss und den Einfluss ihrer Beziehungen auf das Leben des Problems zu skizzieren. White und Epston (1998) sprechen in diesem Zusammenhang von der „Identifikation einmaliger Ereignisfolgen" (was weitgehend dem Konzept der Ausnahme, so wie es oben beschrieben wurde entspricht). Einmalige Ereignisfolgen bzw. Ausnahmen lassen sich herausarbeiten, indem Therapeut und Patient Schwankungen der Problematik nachgehen und so deutlich wird, welchen Einfluss der Betroffene in der Vergangenheit möglicherweise auf das Problem hatte. Der Therapeut ermutigt den Patienten dazu, sich Ereignisse ins Gedächtnis zu rufen, die nicht in das Bild eines ihn versklavenden Problems passen. Einmalige Ereignisfolgen lassen sich auch spontan während eines Gespräches entwickeln oder in die Zukunft hypothetisieren (vgl. Kapitel 5.3.6):

> „Gibt es Momente, in denen das Problem nicht da ist oder kleiner ist? Könnten Sie eine ganz konkrete Situation beschreiben, in der das Problem nicht da war? (...) Was haben Sie da gemacht? Was haben Sie gesagt/getan, damit es kleiner wird oder verschwindet? (...) Wie haben Sie es geschafft, auf diese Weise gegen das Problem anzugehen? (...) Auf welche persönlichen Eigenschaften können Sie diesen Erfolg zurückführen?"

Fallbeispiel:

Der 12-jährige Sohn einer Familie geht – bei insgesamt guten bis durchschnittlichen Schulleistungen – seit längerem nur sehr unregelmäßig zur Schule. Eltern und Lehrer sind sehr um ihn bemüht, und nehmen wahr, dass er immer wieder im Unterricht massive Ängste hat. Er beschreibt starke Körperreaktionen (Schwitzen, Herzklopfen, heißen Kopf), die ihn sehr beängstigen würden; er müsse dann sofort aus der Klasse raus, hielte es einfach nicht mehr aus. Schon in der ersten Sitzung ist es möglich, die Ängste mit dem Jungen und den Eltern zu externalisieren: Die Angst ist wie ein „großer Blauer, ein bisschen so wie ein waberndes Gespenst". Als typische Situation beschrieb die Familie das Frühstück: Die Eltern sitzen bereits am Tisch, und der „große Blaue" sitzt auf dem Tisch, sie schauen ihn an, und er wird immer größer. Der Sohn, der bisher nicht an ihn gedacht hat, kommt herein, und sieht den „großen Blauen" in den Augen der Eltern. Sie fragen ihn, wie es ihm geht und der „große Blaue" wird immer größer und sitzt „richtig fett mitten auf dem Tisch". Zudem konnte die Familie klar sagen, dass der „große Blaue" vor allem nach Situationen, in denen sie ihm alle gehorcht haben – also zur Vermeidung von oder Flucht aus Situationen beigetragen haben – größer und mächtiger wird. Unter der Perspektive, wo die Familie Einfluss auf den „großen Blauen“ hat, konnte in der Folge herausgearbeitet werden, dass in Ausnahmesituationen immer zumindest ein Familienmitglied dem „großen Blauen“ die Aufmerksamkeit entzieht und den Sohn ermutigt, der Angst zu widerstehen. Auch wenn es gelingt, dass einzelne oder die Familie insgesamt den „Blauen“ als „Scheinriese“ behandeln und auf ihn zugehen, wird er kleiner.

Für die Familie war die Verdinglichung der Angst als „Blauer“ im Therapieprozess sehr hilfreich, um kooperativ gegen die Angst vorzugehen – und sich nicht dazu verleiten zu lassen, dem Sohn Vorwürfe zu machen, was wiederum zu Streitigkeiten zwischen den Eltern führte.

5.3.6 Wie könnte es vielleicht jenseits der Probleme aussehen? Die Exploration hypothetischer Lösungen

Neben der Analyse von bereits in Form von „Ausnahmen“ umgesetzten Lösungsschritten können die von der Person antizipierten Vorstellungen, wie ein Zustand jenseits der Probleme aussehen könnte, für die therapeutische Arbeit genutzt werden („hypothetische Lösungen“; vgl. Abbildung 5 rechte Seite). Ressourcen stellen diese Vorstellungen insofern dar, als sie (1) von der Person selbst entwickelt und konkretisiert werden, und (2) die der Person naheliegenden und zu ihr passenden Verhaltensweisen (Reaktions- oder Prozessbereitschaften) umfassen.

Die Antizipation positiver Zielzustände verweist auf Reaktionsbereitschaften der Person

Prinzipiell bringt dieser Weg die Person mit positiven Zielzuständen in Kontakt und damit auch mit den entsprechenden Affekten. Eine besondere Indikation für die Exploration hypothetischer Lösungen liegt in den folgenden Fällen vor:

- Sind die Ausnahmen selbst dem Problemrahmen verhaftet, ist es mit Hilfe dieses Weges eher möglich, überhaupt zu sinnvollen Zielformulierungen zu kommen.
- Der Patient erinnert trotz Unterstützung durch den Therapeuten keine Ausnahmen vom Problem.
- Es fällt ihm schwer, das Ziel in positiven Begriffen zu beschreiben (vgl. Bamberger, 2005).

Im Gesprächsverlauf sollte darauf geachtet werden, dass kein abrupter Wechsel von einem wenig fruchtbaren Gespräch über Ausnahmen zu hypothetischen Lösungen vorgenommen wird; häufig ist die Aufnahmebereitschaft für Interventionen in die positive Richtung insgesamt in solchen Momenten nicht gegeben.

Fallbeispiel:

Wie gehe ich damit um, wenn der Patient Strategien benennt, die aus therapeutischer Sicht problematisch sein könnten?

Bei der Frage nach Zeiten, in denen sie mit ihren Problemen etwas besser zurechtkommt, erzählt die Patientin, dass es ihr manchmal gelingt, ihren Partner dazu zu bewegen, beispielsweise Einkäufe für sie zu erledigen. Auch bezüglich anderer Situationen wird deutlich, dass sie sehr vermeidungsorientiert ist und sich wünscht, dass die Situation „erst einmal einfach" ist, damit sie etwas tun kann. Die Zwischenschritte auf ihrem Weg zur Problembewältigung sind somit deutlich problemkontaminiert. Der „Sprung" in Zeiten jenseits der Problematik erlaubt, hier eher Ansätze abzuleiten, die bereits ein Stückchen jenseits der Problematik realisieren: So kann sie hier deutlich formulieren, dass sie dann selbstständig und initiativ sein wird – und in der Folge können kleine Schritte hin auf diese Selbstständigkeit konkretisiert werden.

Die Aktivierung von Vorstellungen jenseits der Problematik kann z. B. auf folgende Weise eingeleitet werden:

- „Damit ich mir besser vorstellen kann, wo es hingehen soll, möchte ich gerne mit Ihnen in die Zukunft gehen/über die Zukunft sprechen"

oder

- „Es ist vielleicht ein bisschen komisch, aber stellen Sie sich doch einfach einmal vor...".

Wunderfrage

Anschließend kann dann die sogenannte *Wunderfrage* (DeJong & Berg, 2003; de Shazer & Dolan, 2008) beispielsweise auf eine der folgenden Weisen gestellt werden (zu weiteren Zugangsweisen vgl. Kanfer et al., 2005):

- „Angenommen, nachts, während Sie schlafen, geschieht ein Wunder und Ihre Probleme, derentwegen Sie heute hier sind, sind alle gelöst oder Sie sind zumindest auf dem Weg zur Lösung. Aber da das Wunder geschieht, während Sie schlafen, werden Sie nicht wissen, dass es geschehen ist: Woran merken Sie (nach dem Aufwachen), dass Ihr Problem gelöst ist? Was fällt Ihnen als allererstes auf? Wie geht es Ihnen? Woran merken es andere Personen? Was machen Sie anders?"
- „Stellen Sie sich vor, die Therapie ist zu Ende und Sie sind für sich gut weitergekommen, vieles hat sich zum Guten gewendet und Sie können die Therapie gut beenden: Wie ist Ihre Situation?"

Um eine möglichst lebhafte und lebensnahe Vorstellung von der Problemlösung zu entwickeln, achten Therapeuten bei ihren Formulierungen auf die konsequente Benutzung des Indikativs – auch dann, wenn Patienten den Konjunktiv benutzen. Die Zukunftsvorstellung wird möglichst lebendig aktiviert, um anschließend zu explorieren, woran der Patient zuerst merken wird, dass das Problem weniger stört:

„Wie verhalten Sie sich, wenn das Problem weniger stört? Was machen Sie, wenn Ihr Ehemann sich so verhält, wie Sie es sich wünschen? Woran merken Ihre Kinder, dass das Wunder eingetreten ist?"

Patienten werden hier von ihren Therapeuten dahin geleitet, detaillierte und konkrete Verhaltensbeschreibungen für die Zeit nach dem Wunder vorzunehmen (*Aktivierung von Ressourcen*, vgl. Abbildung 5; de Shazer & Dolan, 2008):

„Wie verhalten Sie sich, wenn Sie positivere Gedanken haben? Was machen Sie anders, wenn Sie sich so besser fühlen? Und wenn Ihr Mann sich fürsorglicher verhält, was machen Sie ihm gegenüber anders, das ihm deutlich macht, Sie haben seine Veränderung bemerkt?"

Auf Grundlage der Aktivierung der hypothetischen Lösungen wird im Einzelnen geklärt, was erste, kleine Schritte auf dem Weg zu dieser hypothetischen Lösung sein könnten (Ressourcenklärung; vgl. Abbildung 5). Dabei ist es sinnvoll, herauszuarbeiten, ob es möglicherweise bereits Zeiten gibt, in denen es der Person bereits gelungen ist, diese ersten Schritte zu machen:

„Geschieht das Wunder auch jetzt schon mal auf ganz kleine Weise? Wann war das letzte Mal, dass das Wunder ein Stück weit geschehen ist – vielleicht auch nur ein ganz winziges Stück weit?"

Falls es auch bezüglich der ersten Schritte keine Ausnahmen gibt, arbeiten Patient und Therapeut gemeinsam heraus, was die Person tun kann bzw. braucht, um erste Schritte zu tun. Auf Grundlage dieser Konkretisierungen werden konkrete Vereinbarungen zur Nutzung bzw. Umsetzung von Ressourcen getroffen werden (Ressourcennutzung).

Merke:

Der Sprung in die Zukunft, die Arbeit mit hypothetischen Lösungen, z. B. mit der Wunderfrage ist besonders dann sinnvoll, wenn Patienten keine Ausnahmen vom Problem erinnern können. Wie auch bei Ausnahmen ist eine sorgfältige Aktivierung der hypothetischen Lösung sinnvoll. Auf dieser Basis werden möglicherweise relevante Verhaltensprinzipien geklärt, die für Schritte zur Veränderung der Problematik genutzt werden können.

5.3.7 Umgang mit Fortschritten

Fortschritte sind aktuelle Ausnahmen vom Problem; ihnen gebührt besondere Aufmerksamkeit

Fortschritte in der Therapie sind unter ressourcenorientierter Perspektive „Goldgruben", die ausführlich ausgebeutet werden können: Hier gelingt es der Person auf Grundlage ihrer eigenen Möglichkeiten, und indem sie die für sie passenden Anregungen durch den Therapeuten aufgreift, Schritte zu gehen, die das Problem destabilisieren. Die Auswertung von Fortschritten (die ja selbst wieder als Ausnahmen verstanden werden können) und möglicherweise die Ableitung weiterer Schritte aus ihnen kann durchaus die gesamte Therapiesitzung in Anspruch nehmen.

Um die Person auf Fortschritte hin zu orientieren, kann es günstig sein, direkt zu Beginn der Therapiesitzung danach zu fragen, was sich seit der letzten Sitzung verbessert hat (z. B. direkt als Eingangsfrage: „Was hat sich verbessert, seit wir uns das letzte Mal gesehen haben?"). Berichtet die Person eher offen, wie es ihr in der Zwischenzeit gegangen ist, hört der Therapeut besonders aufmerksam auf kleinste Anzeichen von Verbesserungen oder Momenten, in denen es nicht so schlimm war, wie zuvor erwartet. Der weitere Gesprächsablauf kann sich an der in Abbildung 6 dargestellten Struktur orientieren.

Berichtet der Patient von Fortschritten, kommt es auch hier wieder darauf an, die Situationen zu aktivieren (Ressourcenaktivierung), sinnvolle Schritte zu klären (Ressourcenklärung) und den Ausbau der Fortschritte bzw. die weitere Umsetzungen zu vereinbaren (Nutzung von Ressourcen).

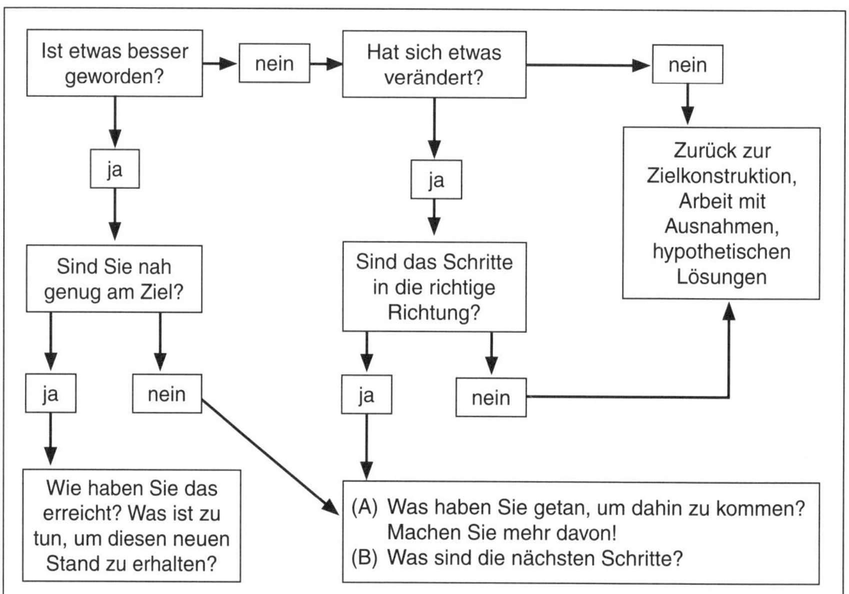

Abbildung 6: Umgang mit Fortschritten im Therapieverlauf

Zunächst sollte dazu (nicht kritisch, sondern explorierend) erfragt werden, ob die aufgetretenen Veränderungen auch für den Patienten wichtig und zielrelevant sind:

„Geht das in die richtige Richtung? Wenn das so weitergeht, sind Sie dann weitergekommen? Heißt das, Ihre Situation verbessert sich aktuell?"

Es ist zudem günstig, dem Patienten – unter Nutzung von Skalierungsfragen (siehe oben) – zurückzumelden, wo er im Moment steht und die Anerkennung als Therapeut zur Verfügung zu stellen:

„Auf 3 stehen Sie also, d. h. ein Drittel des Weges haben Sie schon hinter sich. Das ist ja beeindruckend, oder?"

Die Arbeit mit Fortschritten wird von den folgenden Prinzipien getragen:

- *Komplimente machen:* Dem Patienten werden Komplimente für seine Anstrengungen gemacht und die unternommenen Schritte werden positiv (und nicht als unvollkommene Problemlösungen) bewertet (vgl. Walter & Peller, 2004) – auch wenn die Ergebnisse der Bemühungen nicht vollkommen sind. Wenn möglich sollten Patienten dazu angeregt werden, sich selbst zu verstärken, möglichst direkt und umfangreich (z. B. durch „Wie finden Sie das? Was finden Sie daran gut?").
- *Fortschritte werden markiert und vor überhöhten Ansprüchen geschützt:* Patienten und Patientinnen neigen dazu, Veränderungen und Fortschritte herunterzuspielen (oder sich sogar im Nachhinein vorzuwerfen, dass sie in der Situation nicht gut genug waren). Fortschritte müssen von Therapeuten als solche markiert („Waren das Schritte in die richtige Richtung?") und überhöhte Standards in Frage gestellt werden („Würden Sie das auch von einem Freund erwarten, der sich in einer vergleichbaren Situation befindet?").
- *Internale Fortschrittszuschreibung ermöglichen:* Interne Attribuierungen (positive Verantwortlichkeitszuschreibung) von Fortschritten werden unterstützt, indem z. B. der aktive Anteil der Person betont wird („Wie haben Sie das gemacht? Sie haben das ja toll gemacht, den/die andere dazu zu bringen ..." etc.).
- *Selbstbild stärken:* Fortschritte werden möglichst auf das Selbst bezogen („Sie sind ein Mensch, der ...").
- *Kontexte und Bedingungen für Fortschritte herausarbeiten:* Es wird mit der Person herausgearbeitet, unter welchen situativen und internen Voraussetzungen das veränderte Verhalten aufrechterhalten werden kann, d. h. die relevanten Kontexte werden identifiziert. (Günstige Fragen sind z. B.: „Was muss geschehen, damit das öfter passiert? Wo und wann können Sie das – erwünschte/bereits teilweise erreichte – Verhalten gut hinbekommen?").

Merke:

Fortschritte können als aktuelle Ausnahmen gesehen werden. Nachdem Patient und Therapeut geprüft haben, ob sie zielrelevant sind, werden sie sorgfältig aktiviert. In der Folge wird geklärt, welche relevanten Verhaltensprinzipien diesen Fortschritten zugrunde liegen; in einem weiteren Schritt wird mit dem Patienten erarbeitet, wie diese Prinzipien für die Ausweitung und Intensivierung weiterer Schritte genutzt werden können. Im Verlauf unterstützt der Therapeut seinen Patienten dabei, den eigenen Anteil an den Fortschritten zu sehen und dies für seine Selbstbewertung zu nutzen.

5.3.8 Rückfallprophylaxe

Patienten sind Experten für das Problem

Hat die Person bereits deutliche Fortschritte gemacht und inzwischen etwas Distanz zum Problemverhalten entwickelt, kann die folgende Übung eingesetzt werden, um eine andere Perspektive auf das Problemverhalten einzunehmen und diesem dadurch ihren zufälligen oder spontanen Charakter etwas zu nehmen:

„Ich würde gern mit Ihnen heute einmal von einer anderen Seite auf Ihre Schwierigkeiten schauen. Sie sind ja in gewisser Weise Experte dafür, wie man *(das jeweilige Problem)* herstellen kann. Wie sehen Sie das? (...) Kann man das so sagen? *(Zustimmung der Person abwarten)* Ich möchte heute gern von Ihnen lernen, wie ich es schaffen kann, *(das jeweilige Problem)* zu kriegen. Ist das o.k.?“

Diese als „Flagging-the-minefield“ bezeichnete Übung (vgl. Erford, Eaves, Bryant & Young, 2010) ermöglicht der Person, mit Humor und Distanz herauszuarbeiten, wie sie aktiv daran beteiligt ist, das Problemverhalten bzw. Problemdeterminanten herzustellen – und wo sie im Umkehrschluss darauf verzichten könnte. Der Therapeut achtet bei dieser Übung darauf, konsequent in der Rolle desjenigen zu bleiben, der das Problem lernen möchte. Zunächst wird dazu ausführlich danach gefragt, was man tun sollte, um das Problem herzustellen. Anschließend wird differenziert exploriert, was man auf keinen Fall tun sollte (da man sonst das Problem nicht hinkriegen würde). Der Therapeut notiert sich die verschiedenen Strategien und fasst anschließend zusammen, was er gelernt hat.

Die Übung macht Patienten häufig Spaß – Therapeuten sollten jedoch darauf achten, nicht mehr zu lachen als der Patient selbst. Abschließend wird gefragt, was dem Patienten besonders aufgefallen ist, welches Verhalten am effektivsten ist, um das Problem herzustellen und was er aus der Übung mitnimmt. Die einzelnen Strategien können in einen Brief des Patienten an sich selbst oder eine Zusammenfassung wichtiger Ideen zur Rückfallprophylaxe eingehen.

Merke:

Zur Rückfallprophylaxe kann der Patient dazu angeregt werden, dem Therapeuten beizubringen, wie man das Problem herstellen kann. Diese Perspektive nutzt die Expertise des Patienten und macht eigene Kontrollmöglichkeiten deutlich.

5.4 Ressourcenorientiert-interpretierte KVT-Methoden

Neben den beschriebenen ressourcenorientierten Basisinterventionen können kognitiv-verhaltenstherapeutische Standardmethoden ressourcenorientiert interpretiert werden. Dies ist für die meisten kognitiv-verhaltenstherapeutischen Methoden möglich. Entscheidend ist, dass die Interventionen auf Verhaltensgewohnheiten und Reaktionsbereitschaften der Person abgestimmt werden. Gleichzeitig liegt der Fokus weniger auf dem Abbau oder der Dekonstruktion ungünstiger Annahmen und Verhaltensweisen als auf der Nutzung und Konstruktion zielführender Schritte. Eine Orientierung hin auf die Förderung positiver Inhalte oder Aktivierung bereits vorhandener Ressourcen ist verschiedenen klassischen verhaltenstherapeutischen Methoden – wie z. B. dem Aufbau positiver Aktivitäten (Hautzinger, 2000) oder dem Reziprozitätstraining in der Paartherapie (Schindler, Hahlweg & Revenstorf, 1998) – ohnehin eigen.

Manche kognitiv-verhaltenstherapeutische Methoden sind auf Ressourcenaktivierung ausgerichtet

Eine spezifische Indikation für die Nutzung spezieller klassisch kognitiv-verhaltenstherapeutischer Methoden kann sich aus Ressourcen des Patienten ergeben:

- Ist er eine Person, für die ein Verständnis seiner Schwierigkeiten und möglicher Perspektiven wichtig ist (Indikation zur Erarbeitung eines Störungsmodells)?
- Ist er ein Mensch, der Veränderungen in einer sehr strukturierten Art und Weise angeht (Indikation für den Einsatz von Selbstbeobachtungsbögen)?
- Oder ist er eher jemand, der nicht viel redet, sondern eher in Aktion geht (Indikation für verhaltensbezogene Methoden)? etc.

Eine weitere spezifische Indikation kann sich aus der Arbeit mit Ausnahmesituationen ergeben:

- Hat die Person in einer Ausnahmesituation anders gedacht, anders mit sich geredet (Indikation zur fortgesetzten kognitiven Arbeit)?
- Hat die Person sich Situationen gestellt (Indikation zu fortgesetzter Exposition)?
- Hat die Person eigene Interessen/Bedürfnisse aktiv vertreten bzw. sich gegen unberechtigte Forderungen durchgesetzt? (Indikation zur weiterführenden Stabilisierung sozialer Fertigkeiten)? etc.

Zeichnen sich solche Prozessbereitschaften ab, kann es sinnvoll sein, direkt den hier vom Patienten beschrittenen Veränderungsweg aufzugreifen.

Im Folgenden werden einzelne kognitiv-verhaltenstherapeutische Standardmethoden exemplarisch ressourcenorientiert interpretiert. Anschließend wird ein Therapiemodul zur Förderung der persönlichen Resilienz (Padesky & Mooney, 2003) skizziert, das strukturell deutliche Ähnlichkeiten zu den beschriebenen ressourcenorientierten Basisinterventionen aufweist, jedoch aus einer klassisch kognitiven Perspektive entwickelt wurde.

5.4.1 Ressourcenorientierte Psychoedukation

Verschiedene Autoren (z. B. Frank & Frank, 1991; Wampold, 2001) sehen in der Vermittlung eines plausiblen Modells für die Entstehung und den Verlauf eines Problems ein zentrales Wirkprinzip psychotherapeutischer Behandlung. Zu Beginn einer Psychotherapie geht es vielen Patienten weniger um unmittelbare Veränderung, als vielmehr darum, eine Erklärung für ihre Schwierigkeiten zu finden (vgl. Kanfer et al., 2005). Die Vermittlung eines an den Patienten angepassten Störungsmodells ermöglicht zudem eine transparente Strukturierung des Therapieprozesses. Wenn Patienten ein genaues Verständnis ihrer Schwierigkeiten wichtig ist, sollte dies als Klärungsziel (als Zwischenschritt auf dem Weg zur Zielerreichung) markiert werden:

„Sie wären also schon einen Schritt weiter, wenn Sie verstehen würden, wie sich das Problem entwickelt hat?"

Unter ressourcenorientierter Perspektive wird dem kognitiv-behavioralen Störungsmodell explizit ein Lösungsmodell gegenübergestellt

Unter einer problemorientierten Perspektive wird in diesem Rahmen in der Regel eine problematische Situation allgemein verhaltensanalytisch (z. B. Bartling et al., 2008; Schulte, 1996) oder störungsspezifisch in ihren jeweiligen Abläufen exploriert. Unter einer ressourcenorientierten Perspektive wird die Person dazu angeregt, – ergänzend – den Zustand jenseits der Problematik differenziert und unter Einbeziehung verschiedener Aspekte und Verhaltensebenen zu antizipieren. Hierzu kann mit Ausnahmen oder der Wunderfrage gearbeitet werden: Wo hat sich der Patient z. B. in einer Angstsituation angemessen und entspannt verhalten, wo ist er trotz Suchtdruck abstinent geblieben, wo hat er sich trotz Niedergeschlagenheit und Energielosigkeit aufgerafft (vgl. ähnlich das Modell der aufwärtsgerichteten Depressionsspirale; Hautzinger, 2000)? Anhand der aktivierten Ausnahme werden die wesentlichen Teilaspekte des jeweiligen Analyse- bzw. Störungsmodells expliziert. Auf diese Weise wird dem Problemmodell direkt ein Lösungsmodell bzw. ein „Stattdessen-Modell" („Das ist das/gehört zu dem, was Sie für sich erreichen möchten.") gegenüber gestellt. Die Unterschiede der Modelle im Hinblick auf Erleben und Verhalten sollten so differenziert herausgearbeitet werden, dass das gewählte Störungsmodell direkt aus einer positiven Perspektive verstanden wird. Gleichzeitig wird auf den Zielbezug geachtet:

„Wenn das öfter vorkommt, werden Sie dann auch weiter sein in Bezug auf…? Hat das was damit zu tun? Ist das nützlich, um … zu erreichen?“

Im weiteren Therapieverlauf kann auf dieses Lösungs- oder „Stattdessen“-Modell immer wieder zurückgegriffen werden. Günstig ist es zudem, wenn anhand konkreter Situationen geprüft wird, ob das Lösungsmodell aufgrund weiterer Erfahrungen modifiziert werden kann (z. B. Präzisierung des Verhaltens, weniger idealistische Zielvorstellungen). Es kann auch erarbeitet werden, wie weit der Patient sich diesem Modell angenähert hat bzw. welche Situationen er in dieser Form erleben konnte.

5.4.2 Ressourcenorientierte Selbstbeobachtung: Positiv-Tagebücher

Aufmerksamkeit auf Positives mit entsprechenden Beobachtungsaufgaben lenken

Da positive Empfindungen vor dem Hintergrund der dominanten negativen Affekte bei psychischen Störungen oft nur unzureichende Beachtung finden, erscheint es sinnvoll Patienten explizit positive Ereignisse bzw. Erlebensweisen fokussieren und protokollieren zu lassen (z. B. Fredrickson, 2009; Seligman, Rashid & Parks, 2006). Eine entsprechende Lenkung der Aufmerksamkeit kann zum einen helfen, eine eingeschränkte negative Sichtweise aufzubrechen; zum anderen erleichtert sie die Wahrnehmung von Ressourcen. Patienten können entsprechend dazu angeregt werden, Ereignisse und Situationen eines Tages zu protokollieren, die ihnen gefallen haben, die gut gelungen sind, bei denen sie sich gut gefühlt haben (vgl. Potreck-Rose & Jacob, 2008), für die sie dankbar waren (vgl. Lyubomirsky, 2008, Lyubomirsky et al., 2005) oder in denen sie sich entgegenkommend verhalten haben (vgl. Otake et al., 2006). Dabei ist es wichtig, mit dem Patienten zu erarbeiten, dass es durchaus um kleine Dinge/Erlebnisse (z. B. dass der Partner einkaufen gegangen ist, dass man einen Brief geschrieben hat etc.) und nicht um außergewöhnliche Erfahrungen geht. Bei manchen Patienten kann es zudem wichtig sein, zur Beobachtung *relativ* positiver Momente anzuregen:

„Was war das Beste, was Sie an diesem Tag erlebt haben? Was war das am wenigsten Unangenehme?“

Seligman (2003) schlägt als Variante des Positiv-Tagebuchs vor, an jedem Abend mit seinen Partnern, Kindern etc. zu besprechen, was am jeweiligen Tag Spaß bereitet hat bzw. was man gerne gemacht hat. Dabei werden alle

Beteiligten dazu aufgefordert, die sie persönlich betreffenden Ereignisse zu benennen und gegebenenfalls zu präzisieren, was genau sie an diesen Ereignissen als positiv erlebt haben. In Ergänzung zum Rückblick auf den vergangenen Tag kann ein Ausblick auf den kommenden Tag („Worauf freue ich mich am morgigen Tag?") ergänzt werden.

Wiederholtes Schreiben über positive aktuelle und/oder vergangene Ereignisse

Neben der täglichen Beobachtung positiver Momente erwies sich in einer Reihe von experimentellen Untersuchungen das wiederholte Schreiben über positive – aktuelle und/oder vergangene – Lebensereignisse als hilfreich: So zeigte sich beispielsweise, dass das Schreiben über positive Ereignisse und positive Zielzustände mit vermehrter Lebenszufriedenheit (King, 2001), einer geringeren Zahl von Arztbesuchen (Burton & King, 2004) und weniger körperlichen Symptome (Burton & King, 2008) assoziiert ist. In den Studien wurden die Probanden in der Regel aufgefordert an drei aufeinanderfolgenden Tagen für jeweils 20 Minuten über ein positives Ereignis in ihrem Leben zu schreiben.

5.4.3 Ressourcenorientierte Gestaltung von Expositionen

Expositionen an den Reaktionsbereitschaften der Person orientieren

Konfrontations- bzw. Expositionsbehandlungen sind zentrale kognitiv-behaviorale Interventionen, z. B. bei der Behandlung phobischer Ängste. Im Folgenden finden sich Hinweise zur ressourcenorientierten Gestaltung der Vorbereitung und Durchführung von Expositionen (Willutzki et al., 2006). Auf das allgemeine Vorgehen bei der Konfrontationsbehandlung und deren verschiedene Formen wird in diesem Rahmen nicht eingegangen (entsprechende Darstellungen finden sich z. B. bei Michael & Tuschen-Caffier, 2009; Neudeck & Wittchen, 2004).

Vorbereitungsphase

Im Rahmen der Vorbereitungsphase geht es darum, Patienten über die aufrechterhaltende Funktion von Vermeidungs- und Sicherheitsverhalten zu informieren, ein Rational für die Reizkonfrontation abzuleiten und den Patienten zur Durchführung von Expositionsübungen zu motivieren. Vermeidungs- und Sicherheitsverhalten sollte dazu früh in der Therapie thematisiert werden:

- „Ist das jetzt eher eine Situation/Aufgabe, in der Sie vorsichtiger sein sollten *(was dann heißen kann, gar nichts zu machen oder noch mehr Sicherheitsverhalten zu zeigen)* oder eine, in der Sie eher mutiger sein sollten?"
- „Was tun Sie denn jetzt schon, damit die Situation nicht ganz so schlimm für Sie wird? (...) Führt Sie das dahin, wo Sie hin möchten? Was für Vorteile bzw. Nachteile hat das? Werden Sie das auch noch machen, wenn Sie auf 10 sind? Würden Sie das jemand anderem empfehlen? Wissen Sie schon genau, an welchem Punkt Sie diese Vorsichtsmaßnahmen nicht mehr benötigen? Macht das eher Ihr vorsichtiger oder Ihr mutiger Teil? Können Sie dem an dieser Stelle trauen, dass er Ihnen das Richtige gegen die Angst empfiehlt?"

Vermeidungsverhalten kann auch im Rahmen des Gesprächs über Ausnahmen bzw. bei der Wunderfrage gut thematisiert werden: Patienten äußern in diesem Zusammenhang oft, dass sie „einfach" bzw. öfter in die Situation hineingegangen sind und/oder eine Situation ohne Sicherheitsverhalten gemeistert haben. Diese Äußerungen der Patienten können in Ziele umformuliert werden:

„Heißt das, es lohnt sich, häufiger in Situationen hineinzugehen? Mehr von sich, so wie Sie eigentlich sind, zu zeigen?"

Auf diese Weise können eigene aktive Handlungstendenzen angesprochen und gestärkt werden – über die (so die Unterstellung) sehr viele Patienten durchaus verfügen. Sobald der Patient Zugang zu seinem „mutigen", konfrontationsbereitem Teil hat, wird damit weitergearbeitet:

„Wie können Sie das machen, dass Sie den Mut im weiteren Verlauf nicht vergessen, wenn sich die vorsichtige Ader wieder meldet? Wie kann ich Sie dabei unterstützen, Ihren mutigen Teil ins Spiel zu bringen?"

Anhand von Ausnahmen vom Problem oder Äußerungen in Richtung auf die Konfrontation mit schwierigen Situationen können dann die zielführenden Prinzipien „(ohne Sicherungsstrategien) in die Situation hineingehen (anstatt zu vermeiden)" und „je öfter, desto besser" erarbeitet werden. Im Anschluss daran lässt sich die Frage stellen, wie die Person es schaffen kann, überhaupt und häufiger in die entsprechenden Situationen hineinzugehen.[10] Hierbei kann der Therapeut nachfragen, ob es sinnvoll wäre, wenn er mit in die Situation hineingehen würde:

„Wie kann ich Sie unterstützen? Wäre es gut, wenn ich dabei wäre?"

---

10 Es sei darauf hingewiesen, dass das beschriebene Vorgehen nicht bedeutet, dass Therapeuten ihr Wissen um eine erfolgsversprechende Gestaltung von Expositionen – z. B. hinsichtlich der Intensität und Dauer von Konfrontationssitzungen – nicht einbringen dürften. Dies gilt besonders dann, wenn Patienten gut in der Lage sind, Anregungen von Therapeuten anzunehmen.

Expositionsphase

Entscheidet sich der Patient, eine Konfrontation mit angstbesetzten Situationen therapeutengestützt durchzuführen, wird erfragt, welche Erfahrungen die Person in anderen Situationen mit der Unterstützung durch andere gemacht hat. Die Person wird gebeten, sich eine entsprechende Situation zu vergegenwärtigen; dabei muss es sich nicht um „besonders großartige" Ereignisse handeln – Erfahrungen mit Unterstützungsangeboten im Alltag sind durchaus ausreichend. Aus diesen Unterstützungsepisoden werden Kriterien guter Kooperation abgeleitet: Was spricht die Person dann vorher ab? Wie kann sie sich in der Situation optimal an ihre Unterstützer wenden? Was machen diese in Situationen, die für den Patienten schwierig sind anders als weniger nützliche Personen? Auf Basis dieser Erfahrungen werden möglichst genaue Anweisungen dazu abgeleitet, wie sich der Therapeut in der Situation verhalten soll: Soll er ermuntern, einen „Schubs" geben, an den mutigen Teil erinnern, die Regie übernehmen, loben, einfach dabeibleiben, zwischendurch zurückbleiben, daran erinnern, dass es um die Erreichung von Zwischenschritten geht, Rückmeldung geben etc.? Auf Grundlage dieses Modells „guter Unterstützung" stimmen sich Patient und Therapeut für die Kooperation während der Exposition ab. Nach der jeweiligen Konfrontationssituation wird immer wieder herausgearbeitet, wie die Person es geschafft hat, sich der Situation auszusetzen, was hilfreich in der Auseinandersetzung mit der Angst war (z. B. Angstgefühle zulassen, „einfach" noch einen Moment drin bleiben etc.). Der Patient wird dazu ermuntert, mehr von dem zu machen, was in der Situation funktioniert hat – und langfristig hilfreich ist.

Wie wird der Therapeut zum hilfreichen Begleiter?

Zum Ende der therapeutenunterstützten Reizkonfrontation(en) werden mit den Patienten das Erreichte und die sinnvollen Strategien bilanziert. In der Folge wird geklärt und detailliert festgelegt, wie der Patient bis zum nächsten Therapietermin allein weiterarbeiten kann. Geklärt wird dabei auch, ob es passieren könnte, dass die Person das Erreichte mit einigem Abstand wieder in Frage stellt und wie sie dieser Versuchung am besten widerstehen kann.

Bei einer vom Patienten allein umgesetzten Konfrontation mit belastenden Situationen wird differenziert erarbeitet, was erste Schritte einer Zielannäherung sind, worauf die Person dabei achten kann:

> „Woran werden Sie in der Situation merken, dass Sie ein Stück weitergekommen sind? Was sagen Sie sich, während Sie ein Stück weiterkommen? Wie gehen Sie mit Ihrem vorsichtigen Teil um?"

Mögliche Schwierigkeiten. Entwickelt der Patient zwischendurch wenig Interesse an weiteren Übungen oder lässt sein Interesse deutlich nach, kann konsequent mit einer externalisierten Angst (wenn diese Intervention zum

Patienten passt; vgl. Abschnitt 5.3.5) weitergearbeitet werden, um die Kooperation zwischen Patient und Therapeut in der gemeinsamen Auseinandersetzung gegen die Angst zu stärken.

Weitere Probleme können sich daraus ergeben, dass der Patient (vor allem bei selbstgesteuerter Konfrontation) zu selten in die Situation hineingeht, weil er darauf wartet, dass sich eine „natürliche" Gelegenheit ergibt. Um die Person dabei zu unterstützen, aktiv gegen die Angst und Vermeidungstendenzen tätig zu bleiben, spricht der Therapeut dies an:

- „Das Warten auf Situationen, die sich ergeben, entspricht dies eher Ihrem mutigen oder vorsichtigen Teil? (...) Wie können wir das unterscheiden/auseinanderhalten?"
- „Was haben Sie bisher für Erfahrungen gemacht: Ist Warten gut oder eher nicht?"
- „Was glauben Sie, wie selten dürfen Sie in eine solche Situation hineingehen, um trotzdem weiterzukommen? Wie lange brauchen Sie dann?"

Merke:

Bei der ressourcenorientierten Interpretation von Konfrontationsverfahren wird das therapeutische Vorgehen den Reaktionsbereitschaften der Person entsprechend gestaltet: Wie nutzt die Person üblicherweise Helfer? Wie motiviert sie sich üblicherweise für schwierige Aufgaben und wie geht sie an schwierige Aufgaben heran? Wie gelingt es ihr in anderen Situationen, ihre Anstrengungen zu würdigen, und wie bleibt sie an Aufgaben dran?

5.4.4 Strategien ressourcenorientierter kognitiver Umstrukturierung

Im Rahmen eines ressourcenorientierten Vorgehens werden Methoden der kognitiven Umstrukturierung in die Arbeit mit Ausnahmen bzw. hypothetischen Lösungen integriert (vgl. Kapitel 5.3.4.ff). Die Nutzung der kognitiven Veränderungsebene empfiehlt sich insbesondere dann, wenn sich hier abzeichnet, dass sich die Person deutlich kognitiv steuert und entsprechende Prozessbereitschaften spürbar werden.

Unter einer ressourcenbezogenen Perspektive geht es bei kognitiver Arbeit nicht nur um den Abbau oder die Dekonstruktion dysfunktionaler, sondern gerade um den Aufbau oder die Konstruktion funktionaler Kognitionen

Auf Grundlage einer angemessenen Aktivierung der Situation (sei es im Kontext von Ausnahmen, Fortschritten oder im Rahmen hypothetischer Lösungen) wird exploriert, welche Gedanken der Person durch den Kopf gehen bzw. auf Grundlage welcher Annahmen sie die Situation betrachtet. Alternativ können Patienten auch unmittelbar gefragt werden (vgl. Beck, 1999; Kuyken, Padesky & Dudley, 2008; Mooney & Padesky, 2000):

- „Wie möchten Sie bestimmte Situationen gerne sehen?
- „Wie möchten Sie über sich denken?"
- „Welche Überzeugungen könnten Ihnen dabei helfen, diesen Belastungen Stand zu halten?"
- „Wie würden Sie sich gerne in Anbetracht von Schwierigkeiten verhalten?"
- „Welche Regeln und Überzeugungen würden Ihnen dabei helfen, sich so zu verhalten?"

Den Anknüpfungspunkt für die kognitive Arbeit stellen genau diese „alternativen" Gedanken dar, d. h. ihr Zielbezug und Realitätsgehalt wird geprüft. Der Schwerpunkt der Arbeit verlagert sich damit von der klassischen Infragestellung oder Dekonstruktion dysfunktionaler Gedanken hin zur unmittelbaren Stützung funktionaler Annahmen (vgl. Mooney & Padesky, 2000; Rouf et al., 2004). Die Grenzen zwischen den beiden Befragungsrichtungen sind zwar fließend; die kognitive Arbeit zentriert sich hier jedoch deutlich auf das „stattdessen", die alternativen Perspektiven in günstig verlaufenden oder antizipierten Situationen. Dabei stehen die folgenden Fragen im Vordergrund:

- Ist der alternative Gedanke realitätsangemessen?
- Wäre es hilfreich und kann man sich erlauben, sich dies in mehr Situationen vor Augen zu führen?
- Gibt es Personen (oder sind sie vorstellbar), die so denken?
- Ist es in Ordnung, wenn jemand so denkt?
- Was würde sich daraus ergeben, wenn sich die Person häufiger in Kontakt mit diesen Gedanken und Annahmen bringen würde?
- Welche Risiken könnten mit einer so veränderten Denk- und Sichtweise einhergehen?

Eine oberflächliche „Implementierung alternativer Gedanken" im Sinne des positiven Denkens ist dabei zu vermeiden (zu den Gefahren vgl. Schütz & Hoge, 2007).

Auf Grundlage dieses Fokus lassen sich dann sämtliche Methoden der kognitiven Umstrukturierung (siehe z. B. Leahy, 2007; Wilken, 2008) in die ressourcenorientierte Arbeit integrieren. Prototypisch untergliedert sich die ressourcenorientierte kognitive Arbeit somit in die folgenden Schritte:

1. Im Rahmen der Exploration von Ausnahmen, Fortschritten bzw. hypothetischer Lösung wird deutlich, dass veränderte Bewertungen und Annahmen deutlich eine Rolle spielen *(Ressourcenaktivierung).*
2. Diese veränderte Denkweise (die als alternative bzw. funktionale Denkweise verstanden wird) wird im Sinne der *Ressourcenklärung* genau exploriert (Wie hat die Person mit sich selbst gesprochen? Was genau ging ihr durch den Kopf?).
3. In der Folge kann das Prinzip „anders mit sich sprechen" herausgearbeitet werden. In diesem Zusammenhang kann es sich anbieten, das kog-

nitive Modell mit Schwerpunkt auf funktionalen Bewertungsprozessen explizit zu vermitteln (siehe z. B. Wilken, 2008).

4. Im Anschluss werden die funktionalen Gedanken auf ihre Gültigkeit hin überprüft *(Nutzung von Ressourcen)*. Analog zum klassischen Vorgehen lassen sich zwei Hauptfragerichtungen unterscheiden: Die hedonistische und die empirische Disputation. Bei der *hedonistischen Disputation* geht es im Wesentlichen darum zu untersuchen, inwieweit die funktionale Annahme der Person tatsächlich zielführend ist, d. h. Konsequenzen hat, die den allgemeinen Zielen der Person entspricht. Beispiele:

   „Hilft dieser Gedanke Ihnen, sich so zu fühlen, wie Sie es möchten? Wie werden Sie sich fühlen/verhalten, wenn Sie das im Auge behalten? Geht es Ihnen besser, wenn Sie Ihr Leben nach dieser Maxime ausrichten? Eröffnet Ihnen das zusätzliche Möglichkeiten?"

   Bei der *empirischen Disputation* geht es darum, der Übereinstimmung zwischen der funktionalen Annahme des Patienten und der Realität nachzugehen. Entsprechende Fragen könnten lauten:

   „Und: was spricht dafür, dass an dieser Idee was dran ist? Was spricht dafür, dass es tatsächlich so ist? Stimmt der Gedanke/die Annahme denn? Gibt es Hinweise/Beweise für die Richtigkeit dieses Gedankens? Was gibt es für Anhaltspunkte, die diese Bewertung der Situation rechtfertigen? Wäre es in Ordnung diesen Gedanken häufiger zu denken, oder würden Sie sich dann etwas vormachen, was so nicht stimmt? Es geht ja nicht darum, sich was vorzumachen, aber wenn es doch so ist … Warum ist es erlaubt so zu denken? Wenn eine Bekannte von Ihnen so denken würde, fänden Sie das dann o.k.? Warum? Kennen Sie andere Leute, die so denken?"

5. Schließlich werden die funktionalen Gedanken gegebenenfalls weiter ausgebaut und der Transfer in weitere Situationen und über Stimmungen hinweg gefördert. Hierzu können einerseits Verhaltensexperimente zur weiteren Prüfung der Alternativannahme genutzt werden (Bennet-Levy et al., 2004); andererseits kann es im verhaltensübenden Sinne sinnvoll sein, wenn Patienten sich probeweise bereits so verhalten, als wären sie von der Alternativannahme überzeugt (vgl. „Fixed-Role-Therapy" im Sinne Kellys, 1955; Beck, 1999).
6. Über die Unterstützung des Ablaufs von der Herausarbeitung eigener funktionaler Gedanken und Annahmen über deren Untersuchung und Überprüfung bis hin zur Planung und Umsetzung weiterer Verhaltens- und Erlebensweisen wird ein Kreislauf in Gang gesetzt, der die Ressourcen der Person systematisch nutzt. Hierbei ergeben sich gleichzeitig immer wieder Ansatzpunkte, eine internale Attribution von Fortschritten zu ermöglichen. Dies erleichtert schließlich die Beibehaltung des neuen Verhaltens (vgl. Beck, 1999):

„Nehmen wir an, Sie wären bereits völlig davon überzeugt, dass es gut ist, andere um Hilfe zu bitten: Würden Sie dann in dieser Woche etwas anders machen? Würde es Ihnen helfen, so zu tun, als ob Sie bereits überzeugt wären? Glauben Sie, dass Sie in dieser Woche schon dazu fähig sind, so zu tun, als ob Sie überzeugt wären, es sei gut, um Hilfe zu bitten?“

Merke:

Bei der ressourcenorientierten kognitiven Arbeit werden funktionale Gedanken und Annahmen fokussiert, die z.B. bei Ausnahmen, hypothetischen Lösungen und Fortschritten auftreten. Sie werden sorgfältig aktiviert, differenziert geklärt und in Hinblick auf den Aufbau und die Intensivierung von Problemlösungsschritten genutzt.

5.4.5 Persönliches Resilienzmodell

Aktivierung resilienter Verhaltensweisen als Therapiemodul

Das von Padesky und Mooney (2003, 2012; siehe auch Kuyken, Padesky & Dudley, 2008) vorgestellte Modell der persönlichen Resilienz wurde aus kognitiver Perspektive unter Einbezug von Ansätzen aus der positiven Psychologie entwickelt. Die Autorinnen gehen von der Resilienz oder Widerstandsfähigkeit einer Person aus, einem Konzept, das insbesondere im Bereich der Entwicklungspsychologie diskutiert wurde (z.B. Werner, 1999). Ziel des Modells ist es, die Widerstandsressourcen der Person, die außerhalb des Problembereichs zum Tragen kommen (im Sinne der äußeren Schicht der Ressourcenzwiebel; vgl. Kapitel 4.1.1) herauszuarbeiten und für die Arbeit an aktuellen Problemen zu nutzen. Das Therapiemodul, das für etwa zwei bis drei Sitzungen im Vordergrund der therapeutischen Arbeit steht, kann nach einer gewissen Problementlastung und ersten Fortschritten der Person eingesetzt werden. Der Therapeut stellt dem Patienten zunächst das Resilienzkonzept vor und bringt seinen Glauben an die Widerstandsfähigkeit der Person in verschiedenen Lebensbereichen zum Ausdruck. Zur Aktivierung der Resilienz suchen Therapeut und Patient gemeinsam nach „Talentbereichen“, d.h. Verhaltensweisen, die regelmäßig durchgeführt werden (z.B. sich um die Kinder, den Hund kümmern, Verabredungen einhalten) und/oder solche, in denen die Person selbst angesichts von Widrigkeiten persistiert hat. Suchräume für resilientes Verhalten können u.a. Hobbys, soziale und Arbeitsrollen, musische, künstlerische oder sportliche Interessen sein (Ressourcenaktivierung). Mittels Fragen werden anschließend Hindernisse und Schwierigkeiten eingeführt:

- „Was tun Sie, um hier Fortschritte zu machen bzw. Erfolg zu haben, wie genießen Sie das?“

- „Wie gehen Sie damit um, wenn die Dinge nicht so gut laufen?“
- „Wie machen Sie weiter, bleiben Sie dran, kommen Sie damit zurecht?“

Auf diese Weise wird das Verständnis für Strategien entwickelt, die der Person zu resilientem Verhalten verhelfen: Günstige Verhaltensstrategien, Metaphern, Gefühle, automatische Gedanken und zugrunde liegende Annahmen werden für die verschiedenen Talentbereiche und in Bezug auf verschiedene Hindernisse und Schwierigkeiten herausgearbeitet und notiert (Ressourcenklärung).

Das Modell wird dann mittels weiterer Beobachtungsaufgaben im Resilienzbereich validiert, gegebenenfalls modifiziert und erweitert. Auf dieser Grundlage wird eine endgültige – gleichwohl erweiterbare – Version eines personalisierten Resilienzmodells entwickelt, d. h. die verschiedenen Resilienzstrategien werden zusammenfassend zusammengetragen.

Schließlich wird geprüft, inwieweit die resilienten Reaktionsbereitschaften des Patienten in der Auseinandersetzung mit aktuell bestehenden Problemen von Nutzen sein können, d. h. das Widerstandsmodell wird genutzt, um Ideen für die Problembewältigung zu bekommen. Hierbei wird im Einzelnen besprochen, wie die Prinzipien umgesetzt werden können (Nutzung von Ressourcen). Padesky und Mooney (2012) empfehlen hierzu Verhaltensexperimente.

Merke:

Padesky und Mooney haben aus kognitiv-behavioraler Perspektive ein Therapiemodul zur Förderung und Nutzung persönlicher Resilienz entwickelt. Strukturell ist es dem Vorgehen bei der Ausnahmenarbeit (z.B. de Shazer, 1989) sehr ähnlich. Der Unterschied besteht vor allem darin, dass es als Modul nach ersten Verbesserungen in der Therapie mithilfe „klassischer“ kognitiv-behavioraler Zugänge konzipiert wurde.

6 Forschungsergebnisse zur Ressourcenaktivierung in der Psychotherapie

Im Rahmen der Forschung zur Ressourcenaktivierung gibt es viele konzeptuelle Unschärfen (z. B. was wird unter Ressourcen verstanden?). Auch die Forschungskontexte sind sehr unterschiedlich (von der Emotionspsychologie bis hin zur Klinischen Psychologie und Psychotherapie). Schließlich passt sich ein transdiagnostischer und therapieschulenübergreifender Ansatz nicht gut in die Forschungstraditionen der letzten Jahre ein. Daher lassen sich die Forschungsergebnisse in diesem Bereich nicht leicht systematisieren. In der folgenden Übersicht wird zunächst auf Hinweise zur Relevanz von Ressourcen aus der differenziellen Psychotherapieforschung eingegangen. Im Anschluss werden Prozessforschungsergebnisse und Studien, in denen direkt ressourcenorientierte Strategien im Mittelpunkt standen, vorgestellt.

6.1 Differenzielle Psychotherapieforschung

Indirekte Hinweise darauf, dass die Aktivierung und Nutzung von Ressourcen relevant für den Prozess und das Ergebnis von Psychotherapien ist, ergeben sich aus der differenziellen Psychotherapieforschung. Hier geht es um die Passung zwischen Patientenvoraussetzungen und therapeutischen Angeboten. Prinzipiell lassen sich dabei zwei Denkmodelle unterscheiden: Während Kompensationsmodelle die Reduktion spezifischer Defizite (z. B. Wissenslücken, Fähigkeitsmängel) in den Vordergrund stellen („Kompensation"), gehen Kapitalisationsansätze davon aus, dass Patienten besser von einer Behandlung profitieren, wenn der therapeutische Ansatz an ihren Fähigkeiten (ihrem „Kapital") anknüpft. Patienten wären nach der Kapitalisationshypothese aufnahmebereiter für ein Vorgehen, das ihre Stärken anspricht: In einer Übersichtsarbeit zur differenziellen Indikation bei der Depressionstherapie kommen Rude und Rehm (1991) zu dem Schluss, dass die Kompensationshypothese trotz einer Vielzahl von Untersuchungen nur in zwei kleinen Studien gestützt werde, während 8 von 12 größeren Gruppenstudien im Sinne der Kapitalisationsannahme interpretiert werden können. Weitere Hinweise für die Kapitalisationshypothese ergeben sich u. a. aus den folgenden Studien:

Differenzielle Psychotherapieforschung: Therapeutische Strategien sollten auf die Ressourcen, das „Kapital" der Person abgestimmt werden

- In einer großen multizentrischen NIMH-Studie zur Depressionsbehandlung profitieren Patienten mit eingangs hohem kognitiven Funktionsniveau stärker von kognitiven Methoden als Patienten mit niedrigem kognitiven Funktionsniveau. In der interpersonellen Bedingung wirkte sich das kognitive Niveau nicht differenziell aus. Hier verbessern sich Patienten mit besseren sozialen Kompetenzen stärker, was ebenfalls dafür spricht, dass die Intervention an den Stärken der Person anknüpft (vgl. zusammenfassend Elkin, 1994).

- Die Anpassung des therapeutischen Angebots an Patientenmerkmale steht im Mittelpunkt der sogenannten „präskriptiven Psychotherapie" von Larry Beutler und Mitarbeitern (z. B. Beutler & Harwood, 2000). In Interventionsstudien dieser Arbeitsgruppe profitierten z. B. Patienten mit eher externalisierenden, ausagierenden Bewältigungsstil mehr von kognitiver Therapie, während Patienten mit einem internalisierenden Copingstil eher von einer Gestalt-Gruppentherapie profitierten; Patienten mit hohem Autonomiebedürfnis und Neigung zu reaktantem Verhalten profitierten v. a. von nicht direktiver Gesprächspsychotherapie (Beutler et al., 1991; vgl. ähnlich Grawe et al., 1990). Auf Basis dieser Studien und verschiedener Metaanalysen schlägt Beutler vor, das therapeutische Angebot an den Belastungsgrad der Patienten, ihren Bewältigungsstil (internalisierend vs. externalisierend), ihr Reaktanzniveau und ihr emotionales Aktivierungsniveau anzupassen, um dadurch Behandlungsergebnisse zu verbessern (Beutler & Harwood, 2000).

Auch wenn die Studien zur differenziellen Indikation recht heterogen und unsystematisch sind, lassen sie sich im Sinne der Kapitalisationshypothese so interpretieren, dass Patienten gerade dann von einem Behandlungsangebot profitieren, wenn es bei ihren Stärken ansetzt und diese weiter ausbaut (vgl. Grawe, 1997; 1998; Grawe & Grawe-Gerber, 1999). Diesen Zusammenhang akzentuierend beschreibt Rosenbaum (1990, S. 22) beispielsweise für Individuen mit hohem kognitiven Funktionsniveau „cognitive therapy (...) just (...) as a „reminder" for the application of these skills to their problems".

6.2 Prozessforschungsergebnisse

Ressourcenaktivierung stößt günstige Therapieprozesse an

In der Psychotherapieprozessforschung geht es um die Frage, ob Interventionen, mit denen die Ressourcen von Patienten aktiviert werden, günstige Therapieprozesse fördern und sich positiv auf Zwischenergebnisse der Therapie auswirken.

Schindler (1991) analysierte Videositzungen von Psychotherapien bei chronischen Schlafstörungen. Über den Therapieverlauf konsistente Zusammenhänge zwischen der Sitzungsbeurteilung des Klienten und dem Therapeutenverhalten ergeben sich nur für die eindeutig positiv konnotierte Kategorie „Unterstützung"; aus Sicht des Therapeuten stehen Änderungs- und Erfolgsberichte des Klienten konsistent mit dem Erfolg der Sitzung im Zusammenhang. In Hinblick auf den Gesamterfolg der Therapie reagieren später erfolgreiche Patienten auf Unterstützung des Therapeuten häufiger mit Änderungs- und Erfolgsberichten, Mitarbeit und Selbstöffnung als weniger erfolgreiche Patienten. Die für den Therapieerfolg besonders relevante Kategorie „Unterstützung" wird von Schindler (1991) zusammenfassend als die Dimension des Therapeutenverhaltens interpretiert, mit der die Kompetenzerwartung des Patienten verbessert wird.

In der Berner Arbeitsgruppe von Klaus Grawe und Mitarbeitern (zum Überblick s. Flückiger & Regli, 2007) konnten in differenzierten Videoanalysen positive Konsequenzen der Ressourcenaktivierung in der Psychotherapie herausgearbeitet werden:

- Dick (1999) konnte zeigen, dass die inhaltliche Thematisierung individueller und interpersoneller Ressourcen des Patienten sowie die prozessuale Ressourcenaktivierung in der Therapie relevant für das mittelfristige Wohlbefinden und den Therapieerfolg insgesamt war; die Analyse des problematischen Ausgangszustandes wirkte sich eher ungünstig auf Prozess und Ergebnis der Therapie aus.
- Smith und Grawe (2003) konnten in einer Videoanalyse produktiver und unproduktiver Sitzungen zeigen, dass produktive Sitzungen durch eine stärkere Ressourcenaktivierung gekennzeichnet sind.
- In einem Extremgruppenvergleich erfolgreicher vs. erfolgloser Therapien zeigte sich bei Gassmann (2002) in einer Analyse von Therapievideos, dass in beiden Gruppen Probleme gleich stark aktualisiert werden; in den erfolgreichen Therapien werden Ressourcen jedoch signifikant stärker aktiviert.
- Gassmann und Grawe (2004) nahmen eine Mikroanalyse von 120 Therapiesitzungen vor. Sie konnten zeigen, dass in erfolgreichen Therapien personale Ressourcen von Patienten im Therapieprozess häufiger expliziert und erlebbar gemacht werden als in weniger erfolgreichen Therapien.
- In einer Prozessanalyse von Flückiger, Caspar, Grosse Holtforth und Willutzki (2009) zeigte sich, dass im Rahmen ressourcenorientierter Behandlung tatsächlich vermehrt die Kompetenzen und persönlichen Ziele von Patienten fokussiert werden. Die vermehrte Betrachtung von Kompetenzen war dabei verbunden mit verbessertem Selbstwertgefühl, vermehrter Problemaktualisierung und erhöhter Selbstwirksamkeitserwartung zum Sitzungsende. Die Fokussierung von Zielen war zugleich assoziiert mit der Einschätzung der Patienten, Problemaspekte in der vergangenen Sitzung gut geklärt zu haben.

Ressourcen sollten früh in Therapie und kontinuierlich aktiviert werden

Aus Prozessstudien ergeben sich auch Hinweise dazu, wie ressourcenaktivierende Interventionen in den Sitzungs- bzw. Therapieverlauf eingebettet werden sollten:

- Differenzierte Videoanalysen von Gassmann (Gassmann, 2002; Gassmann & Grawe, 2006; Regli et al., 2000) zeigten, dass in weniger erfolgreichen Therapiesitzungen gegen Ende der Stunde vergleichbar viel

Ressourcenaktivierung betrieben wird, nicht jedoch zu Beginn und in der Mitte der Sitzungen (Gassmann & Grawe, 2006); in erfolgreichen Therapien wurden Ressourcen dagegen zu Anfang und zu Ende der Stunde aktiviert (Gassmann, 2002). Gassmann (2003) empfiehlt daher, Ressourcenaktivierung als kontinuierlichen Prozess zu verstehen und nicht als Mittel, das bei ungünstigen Sitzungsverläufen „nachgeschoben" werden kann.
- Schindler (1991) streicht auf Grundlage von Videoanalysen aus Psychotherapien bei chronischen Schlafstörungen heraus, dass sich Interaktionsmuster hinsichtlich der Unterstützung des Therapeuten und Änderungs- und Erfolgsberichten der Patienten bereits in der ersten Therapiephase etablieren, es also besonders wichtig ist, von Anfang an eine Orientierung „hin zu positiven Aspekten des Selbstbildes sowie anderen Ressourcen des Patienten" (1991, S. 179) einzubringen.

6.3 Interventionsstudien

Systemische, insbesondere lösungsorientierte Ansätze fokussieren klassischerweise auf die Ressourcen ihrer Patienten; ein großer Teil der im Interventionsteil vorgestellten Strategien und Methoden (z. B. zielorientierte Arbeit, die Arbeit mit Ausnahmen und hypothetischen Lösungen) stammt aus dieser Therapietradition. Sydow, Beher, Retzlaff und Schweitzer (2007) berücksichtigen in ihrem systematischen Überblick zur Wirksamkeit der systemischen und Familientherapie fünf kontrollierte Studien mit insgesamt 499 Patienten, bei denen lösungsorientierte Kurzzeittherapie (LKZT) mit einer Wartekontrollgruppe (1 Studie) bzw. anderen Therapieansätzen verglichen wurden. Bei zwei Studien waren lösungsorientierte Kurzzeittherapie und die Vergleichsgruppe ähnlich effektiv; in drei Studien war die LKZT der Vergleichsgruppe zumindest teilweise überlegen. Macdonald (2011; http://www.solutionsdoc.co.uk/sft.html) hat eine Übersicht über Outcome-Studien lösungsorientierter Kurzzeittherapie zusammengestellt. Bis Ende 2011 listet er 109 Interventionsstudien aus verschiedenen Anwendungsfeldern (Psychotherapie, Prävention, jugendliche Straftäter, Schule, Organisationspsychologie) und zwei Metaanalysen auf. Die 19 randomisierten kontrollierten Studien zeigen deutliche Effekte der LKZT, wobei die lösungsorientierte Kurzzeittherapie in neun Fällen der Vergleichsgruppe (in der Regel Treatment-as-usual) deutlich überlegen war. Die Therapiedauer war mit durchschnittlich drei bis fünf Sitzungen vergleichsweise kurz. Die Metaanalysen (Stams, Dekovic, Buist & de Vries, 2006; Kim, 2008) kommen zu dem Ergebnis, dass die LKZT besser als eine Wartegruppe und genauso gut wie andere Verfahren ist, bzw. mit mittleren Effektstärken von .13 bis .26 bzw. .37 dem Vergleichsvorgehen überlegen ist.

Interventionsstudien zu lösungsorientiertem Vorgehen verweisen darauf, dass ein lösungsorientiertes Vorgehen genauso erfolgreich wie ein anderes therapeutisches Vorgehen ist bzw. teilweise einer Vergleichsgruppe überlegen ist

Die in diesem Band vorgestellten Interventionen überlappen sich weiterhin zum Teil mit Strategien und Methoden, die sich eher in der „Positiven

Psychologie“ verorten lassen (z. B. Positiv-Tagebuch, persönliches Resilienzmodell). Sin und Lyubormirsky (2009) haben eine Metaanalyse unterschiedlicher „positiver“ Interventionen in verschiedenen nicht klinischen Kontexten (Prävention, Alltagsprobleme) mit insgesamt 4 266 Personen vorgelegt. Sie kommen zu dem Ergebnis, dass die Interventionen deutlich das Wohlbefinden verbessern (mittlere Effektstärke .29) und depressive Symptome reduzieren (mittlere Effektstärke .31). Die Effekte sind im Einzelsetting größer als im Gruppen- oder Selbsthilfekontext; höhere Interventionsdosen scheinen mit größeren Effekten einherzugehen.

Interventionsstudien aus der „Positiven Psychologie“

Eine explizite Ausrichtung auf ressourcenaktivierende Interventionen findet sich in den folgenden Interventionsstudien:

Ressourcenpriming: Es ist nützlich, wenn Therapeuten vor einer Sitzung aktiv an die Ressourcen ihrer Patienten erinnert werden

- Flückiger, Frischknecht, Wüsten und Lutz (2008) lenkten in der Anfangsphase von 28 Therapien die Aufmerksamkeit der Therapeuten systematisch auf die Ressourcen ihrer Patienten, indem sie eingangs eine individualisierte Ressourcendiagnostik und jeweils 10-minütige halbstrukturierte Vor- und Nachbesprechungen mit ressourcenorientiertem Fokus für die ersten fünf Therapiesitzungen durchführten (Ressourcenpriming). Im Vergleich zu 28 hinsichtlich Patienten- und Therapeutenvariablen gematchten TAU-Therapien kommt es in der Ressourcenpriming-Gruppe (a) auf der Ebene der Therapiesitzung schneller zu einer guten Therapiebeziehung und zu ausgeprägteren Bewältigungserfahrungen der Patienten, (b) in Hinblick auf den Therapieerfolg zur 20. Sitzung zu einem stärkeren Rückgang der psychopathologischen Belastung (GSI der SCL-90: $d = .50$) und größerer Zielerreichung ($d = .65$) als in der TAU-Gruppe (Flückiger & Grosse-Holtforth, 2008). Zur 20. Sitzung bestanden keine signifikanten Unterschiede zwischen den Gruppen hinsichtlich der Zufriedenheit mit der Therapie, dem Wohlbefinden der Patienten ($d < .30$) oder der Reduktion interpersoneller Probleme ($d = .40$).

Ressourcenaktivierung in Kombination mit kognitiv-verhaltenstherapeutischen Methoden: Bei sozialen Ängsten kann der Therapieerfolg verbessert werden

- In einer randomisierten kontrollierten Studie verglichen Willutzki et al. (2004) ein kognitiv-verhaltenstherapeutisches Vorgehen bei sozialen Ängsten (KVT; Clark & Wells, 1995) mit einem Vorgehen, bei dem explizit ressourcenaktivierende Prinzipien und Methoden integriert wurden (kombiniert ressourcenorientiertes Vorgehen; KROT). Bei insgesamt im Vergleich zu anderen Therapiestudien befriedigenden Ergebnissen profitierte die kombiniert ressourcenorientierte Gruppe sowohl auf der Ebene der sozialphobischen Symptomatik als auch der psychischen Belastung stärker. Dies schlug sich in höheren Effektstärken nieder (für die sozialphobische Symptomatik: KVT = .86, KROT = 1.39; psychische Belastung insgesamt: KVT = .84, KROT = 1.18). Auch bei anderen weniger störungsbezogenen Variablen wie interpersonellen Problemen, Demoralisierung und Wohlbefinden (Willutzki, Teismann, Koban & Dymel, 2009; Willutzki, Teismann & Schulte, 2011) war die kombinierte Behandlungsgruppe überlegen. Zudem brachen vergleichsweise mehr Patienten der KVT-Gruppe die Behandlung vorzeitig ab. Bei der 10-Jahres-Katamnese hatten sich die – zu diesem Zeitpunkt noch erreichten – Patienten eher weiter verbessert; Vergleiche zwischen den Gruppen waren wegen der Stichprobengröße leider nicht mehr möglich (Willutzki, Teismann & Schulte, 2012).

- Teismann et al. (2011) verglichen in einer randomisierten kontrollierten Interventionsstudie mit 52 Patienten mit unipolaren Depressionen ein fokal kognitiv-verhaltenstherapeutisches Angebot (KVT) mit einem kombiniert kognitiv-verhaltenstherapeutisch/ressourcenorientierten Vorgehen (KROT). Bei insgesamt im Vergleich zu anderen Therapiestudien befriedigenden Ergebnissen fanden sich in beiden Interventionsgruppen vergleichbare Veränderungen auf emotionaler, kognitiver und interpersonaler Ebene (KROT-Gruppe: Effektstärke d = 1.44 in Bezug auf die depressive Symptomatik –BDI, d = 1.51 bezüglich allgemeiner Symptombelastung – BSI; KVT-Gruppe: d = 1.71, BDI und d = 1.19, BSI). Durch ein prononciert ressourcenorientiertes Vorgehen ließ sich der Behandlungserfolg depressiver Patienten gegenüber einem üblichen KVT-Vorgehen somit nicht weiter verbessern. Dies steht in Einklang mit einer Reihe von Untersuchungen, die zeigen, dass sich verschiedene psychotherapeutische Verfahren hinsichtlich ihrer Effektivität in der Akutbehandlung depressiver Patienten nicht voneinander unterscheiden (z.B. Cuijpers, van Straten, Andersson & van Oppen, 2008). Die Effektivität des ressourcenorientierten Vorgehens widerspricht allerdings der Befürchtung, dass eine explizite und durchgängige Fokussierung auf positive Inhalte in der Behandlung akut depressiver Patienten nicht möglich sei.

Ressourcenaktivierung in Kombination mit kognitiv-verhaltenstherapeutischen Methoden: Bei affektiven Störungen eher kein Unterschied zum üblichen kognitiv-behavioralen Vorgehen

Merke:

Die Forschung zu ressourcenorientierten Vorgehensweisen in der Psychotherapie ist insgesamt unbefriedigend. Hierbei spielen einerseits konzeptuelle Unklarheiten eine Rolle; andererseits passt eine transdiagnostische Perspektive nicht besonders gut in die Forschungstraditionen der letzten Jahrzehnte. Ergebnisse der differenziellen Psychotherapieforschung sprechen dafür, dass sich die Anpassung des therapeutischen Angebots an die Ressourcen, das „Kapital" der Person, günstig auf den Therapieerfolg auswirkt. Die einschlägige Psychotherapieprozessforschung deutet darauf hin, dass die Aktivierung von Ressourcen in der Therapiesitzung zu produktiven Sitzungsverläufen und Prozessergebnissen führt. In Interventionsstudien erweist sich ein lösungsorientiertes Vorgehen bzw. die Kombination ressourcenorientierter Methoden mit einem klassischen kognitiv-verhaltenstherapeutischen Vorgehen als vergleichbar effektiv bzw. zum Teil etwas effektiver als eine Vergleichsgruppe.

7 Ausblick

Die Aktivierung von Ressourcen der Person ist ein allgemeines, transdiagnostisch relevantes Wirkprinzip der Psychotherapie. Ihr Potenzial – das ist unsere Überzeugung – wird bisher bei weitem nicht ausgeschöpft. Dies ist im Rahmen der Rolle der Psychotherapie im Gesundheitssystem verständlich: Störungen mit Krankheitswert sind von Vertretern eines Heilberufs zu behandeln; Patienten verstehen ihre Schwierigkeiten zunehmend als Defekte in ihrer Person, die zu behandeln sind. Psychotherapie ist und bleibt jedoch ein ungewöhnliches Dienstleistungsangebot: Ohne eigenes Engagement und ohne die Nutzung der Möglichkeiten der Patienten selbst können Psychotherapeutinnen nichts erreichen.

Ressourcenorientierung in der Psychotherapie ist auch, aber nicht nur an bestimmte Methoden gebunden. Vielmehr geht es auch um die Haltung des Therapeuten: Ist er bereit, seinen Patienten Ressourcen zu unterstellen? Ist er bereit und in der Lage, sich dem Sog der Probleme entgegenzustellen? Ist er tolerant und offen genug, andere Wege als die ihm vertrauten und professionell vermittelten zu beschreiten? Hat er einen Blick für die kleinen Dinge, die einen Anfang markieren, aus dem mehr werden kann? Kann er von seinen Patienten auch lernen? Wir hoffen, dass dieser Band für den einen oder anderen Psychotherapeuten Anstoß zu oder Unterstützung bei Schritten in diese Richtung ist. Und: Wir glauben, dass auch Psychotherapeuten davon profitieren – es macht einfach Spaß und das Leben leichter, sich an und mit seinen Patienten zu freuen.

8 Weiterführende Literatur

Frank, R. (2010). *Wohlbefinden fördern.* Stuttgart: Klett-Cotta.

Schemmel, H. & Schaller, J. (2012). *Handbuch Ressourcen.* Tübingen: DGVT.

Walter, J. L. & Peller, J. E. (2004). *Lösungs-orientierte Kurzzeittherapie.* Dortmund: Borgmann.

9 Literatur

Abel, T. & Kandel, E. (1998) Positive and negative regulatory mechanisms that mediate long-term-memory storage. *Brain Research, 26,* 360–378.

Abele, A. (1995). *Stimmung und Leistung*. Göttingen: Hogrefe.

Abele, A. (1996). Zum Einfluss positiver und negativer Stimmungen auf die kognitive Leistung. In J. Möller & O. Köller (Hrsg.), *Emotionen, Kognitionen und Schulleistung* (S. 91–107). Weinheim: Psychologie Verlags Union.

Abele, A. & Brehm, W. (1986). Zur Konzeptualisierung und Messung von Befindlichkeit. Die Entwicklung der Befindlichkeitsskalen (BFS). *Diagnostica, 32,* 209–228.

Achziger, A. & Gollwitzer, P. M. (2010). Motivation und Volition im Handlungsverlauf. In J. Heckhausen & H. Heckhausen (Hrsg.), *Motivation und Handeln* (S. 309–336). Berlin: Springer.

Allemand, M., Sassin-Meng, A., Huber, S. & Schmitt, M. (2008). Entwicklung und Validierung einer Skala der Bereitschaft zu verzeihen (SBV). *Diagnostica, 54,* 71–84.

Antonovsky, A. (1987). *Unraveling the mystery of health – How people manage stress and stay well.* San Francisco: Jossey-Bass (Dt. erw. Hrsg. von A. Franke: *Salutogenese.* Tübingen: DGVT.)

Ardelt, M. (2003). Empirical assessment of a three-dimensional wisdom scale. *Research on Aging, 25,* 275–324.

Ardelt, M. (2006). 3-dimensionale Weisheitsskala. *Geo* [online]. Zugriff am 07.05.2012 unter http://www.geo.de/GEO/interaktiv/tests/50033.htm.

Aymanns, P. (1992). *Krebserkrankung und Familie.* Bern: Huber.

Bamberger, G. (2005). *Lösungsorientierte Beratung*. Weinheim: Beltz.

Bandura, A. (1982). The self and mechanisms of agency. In J. Suls (Ed.), *Psychosocial perspectives on the self* (Vol. 1, pp. 3–39). Hillsdale: Erlbaum.

Bandura, A. (1997). *Self-efficacy*. New York: Freeman.

Bartling, G., Echelmeyer, L. & Engberding, M. (2007). *Problemanalyse im therapeutischen Prozess*. Stuttgart: Kohlhammer.

Beck, J. (1999). *Praxis der kognitiven Therapie*. Weinheim: Beltz.

Becker, P. (1998). Die Salutogenesetheorie von Antonovsky: Eine wirklich neue, empirisch abgesicherte, zukunftsweisende Perspektive? In J. Margraf, J. Siegrist & S. Neumer (Hrsg.), *Gesundheits- oder Krankheitstheorie?* (S. 13–25). Berlin: Springer.

Beckmann, J. & Heckhausen, H. (1988). Handlungsbewertung und Aufmerksamkeitsumschaltung. In Max-Planck-Gesellschaft (Hrsg.), *Jahrbuch 1988* (S. 759–761). Göttingen: Vandenhoeck & Ruprecht.

Beesdo-Baum, K. (2011). Ressourcenaktivierung. In H.-U. Wittchen & J. Hoyer (Hrsg.), *Klinische Psychologie und Psychotherapie* (2. Aufl., S. 491–502). Berlin: Springer.

Bennett-Levy, J., Butler, G., Fennell, M., Hackman, A., Mueller, M. & Westbrook, D. (2004). *Oxford guide to behavioural experiments in cognitive therapy*. Oxford: Oxford University Press.

Beutler, L. E., Blatt, S. J., Alamohamed, S., Levy, K. N. & Angtuaco, L. A. (2006). Participant factors in treating dysphoric disorders. In L. G. Castonguay & L. E. Beutler (Eds.), *Principles of therapeutic change that work* (pp. 13–63). New York: Oxford University Press.

Beutler, L. E. & Harwood, T. M. (2000). *Prescriptive psychotherapy: A practical guide to systematic treatment selection*. New York: Oxford University Press.

Beutler, L. E., Mohr, D. C., Grawe, K., Engle, D. & MacDonald, R. (1991). Looking for differential treatment effects: Cross-cultural predictors of differential psychotherapy efficacy. *Journal of Psychotherapy Integration, 1,* 121–141.

Bohart, A. C. & Tallman, K. (2010). Clients: The neglected common factor. In B. L. Duncan, S. D. Miller, B. E. Wampold & M. A. Hubble (Eds.), *The heart and soul of change: Delivering what works in therapy* (pp. 83–111). Washington, DC: American Psychological Association.

Brown, R. P. (2003). Measuring individual differences in the tendency to forgive: Construct validity and links with depression. *Personality and Social Psychology Bulletin, 29* (6), 759–771.

Burns, A. B., Brown, J. S., Sachs-Ericsson, N., Plant, E. A., Curtis, J. T., Fredrickson, B. L. & Joiner, T. E. (2008). Upwards spirals of positive emotion and coping: Replication, extension, and initial exploration of neurochemical substrates. *Personality and Individual Differences, 44,* 360–370.

Burton, C. M. & King, L. (2004). The health benefits of writing about intensely positive experiences. *Journal of Research in Personality, 38,* 150–163.

Burton, C. M. & King, L. (2008). Effects of (very) brief writing on health: The two-minute miracle. *British Journal of Clinical Psychology, 13,* 9–14.

Caplan, G. (1964). *Principles of preventive psychiatry.* New York: Basic Books.

Carver, C. S. & Scheier, M. F. (1990). Origins and functions of positive and negative affect: A control-process view. *Psychological Review, 91,* 19–35.

Carver, C. S. & Scheier, M. F. (1991). Self-regulation and the self. In J. & G. R. Goethals (Eds.), *The self: Interdisciplinary approaches* (pp. 168–207). New York: Springer.

Caspar, F. (1997). Ist die „alte" Problemanalyse wirklich so hinterwäldlerisch? In H. Reinecker & P. Fiedler (Hrsg.), *Therapieplanung in der modernen Verhaltenstherapie* (S. 51–59). Lengerich: Pabst.

Caspar, F. (2007). *Beziehungen und Probleme verstehen. Eine Einführung in die psychotherapeutische Plananalyse.* Bern: Huber.

Cautela, J. R. & Kastenbaum, R. (1967). A reinforcement schedule for use in therapy, training and research. *Psychological Reports, 20,* 1115–1130.

Cheavens, J. S., Feldman, D. B., Woodward, J. T. & Snyder, C. R. (2006). Hope in cognitive psychotherapies: On working with client strengths. *Journal of Cognitive Psychotherapy, 20* (2), 135–145.

Clark, D. M. & Wells, A. (1995). A cognitive model of social phobia. In R. G Heimberg, M. R. Liebowitz, D. A. Hope & F. R. Schneier (Eds.), *Social phobia: Diagnosis, assessment and treatment* (pp. 69–93). New York: Guilford Press.

Cohen, S., Underwood, L. G. & Gottlieb, B. H. (Eds.). (2000). *Social support measurement and intervention.* New York: Oxford University Press.

Cohn, M. A. & Fredrickson, B. L. (2010). In search of durable positive psychology interventions: Predictors and consequences of long-term positive behavior change. *Journal of Positive Psychology, 5,* 355–366.

Cowen, E. L. (2000). Community psychology and routes to psychological wellness. In J. Rappaport & E. Seidman (Eds.), *Handbook of community psychology* (pp. 79–100). New York: Kluwer.

Cronbach, L. J. & Snow, R. E. (1977). *Aptitudes and instructional methods.* New York: Irvington.

Cuijpers, P., van Straten, A., Andersson, G. & van Oppen, P. (2008). Psychotherapy for depression in adults: A meta-analysis of comparative outcome studies. *Journal of Consulting and Clinical Psychology, 76,* 909–922.

D'Zurilla, T. J. & Nezu, A. M. (2006). *Problem-Solving therapy*. New York: Springer.
De Jong, P. & Berg, I. K. (2003). *Lösungen (er-)finden*. Dortmund: verlag modernes lernen.
De Shazer, S. (1989). *Der Dreh. Überraschende Wendungen und Lösungen in der Kurzzeittherapie*. Heidelberg: Auer.
De Shazer, S. (1996). *„...Worte waren ursprünglich Zauber"*. Dortmund: verlag modernes lernen.
De Shazer, S. & Dolan, Y. (2008). *Mehr als ein Wunder: Lösungsorientierte Kurztherapie heute*. Heidelberg: Auer.
Dick, A. (1999). *Die Beeinflussung von Glück und Wohlbefinden in der Psychotherapie*. Bern, Philosophisch-Historische Fakultät: Unveröffentlichte Dissertation.
Dick, A., Grawe, K. Regli, D. & Heim, P. (1999). Was sollte ich tun, wenn ...? Empirische Hinweise für die adaptive Feinsteuerung des Therapiegeschehens innerhalb einzelner Sitzungen. *Verhaltenstherapie & psychosoziale Praxis, 31,* 253–279.
Diener, E., Emmons, R., Larsen, J. & Griffin, S. (1985). The satisfaction with life scale. *Journal of Personality Assessment, 49,* 71–75.
Egan, S. J., Wade, T. D. & Shafran, R. (2011). Perfectionism as a transdiagnostic process: A clinical review. *Clinical Psychology Review, 31,* 203–212.
Elkin, I. (1994). The NIMH treatment of depression collaborative research program: Where we began and where we are. In A. E. Bergin & S. L. Garfield (Eds.), *Handbook of psychotherapy and behavior change* (pp. 114–139). New York: Wiley.
Emmons, R. A. (1992). Abstract versus concrete goals: Personal striving level, physical illness, and psychological well-being. *Journal of Personality and Social Psychology, 62,* 292–300.
Erford, B. T, Eaves, S. T., Bryant, E. M. & Young, K. A. (2010). *Thirty-five techniques every counselor should know*. Upper Saddle River: Merrill.
Fasbender, J., Sachse, M. & Sachse, R. (2010). *Klärungsorientierte Psychotherapie bei Persönlichkeitsstörungen*. Göttingen: Hogrefe.
Fava, G. A. (1999). Well-being therapy: Conceptual and technical issues. *Psychotherapy and Psychosomatics, 68,* 171–179.
Fischbach, S. & Hellhammer, D. H. (1998). Inhalte und Ergebnisse salutogenetischer Forschungsansätze in der Psychobiologie. In J. Margraf, J. Siegrist & S. Neumer (Hrsg.), *Gesundheits- oder Krankheitstheorie?* (S. 75–84). Berlin: Springer.
Flückinger, C., Caspar, F., Grosse Holtforth, M & Willutzki, U. (2009). Working with patients' strengths: A microprocess approach. *Psychotherapy Ressource, 19,* 213–223.
Flückinger, C., Frischknecht, E., Wüsten, G. & Lutz, W. (2008). Ressourcenpriming – Veränderungen der Aufmerksamkeitsfokussierung bei Novizen und erfahrenen Therapeuten zu Therapiebeginn. *Zeitschrift für Psychiatrie, Psychologie und Psychotherapie, 56,* 61–68.
Flückinger, C. & Grosse Holforth, M. (2008). Focusing the therapist's attention on the patient's strengths: A preliminary stud to foster a mechanism of change in outpatient psychotherapy. *Journal of Clinical Psychology, 64,* 876–890.
Flückinger, C. & Regli, D. (2007). Die Berner Ressourcen-Taskforce: Ein Praxis-Forschungs-Netzwerk zur Erkundung erfolgreicher Wirkfaktor-Muster. *Verhaltenstherapie & psychosoziale Praxis, 39,* 307–320.
Flückinger, C. & Wüsten, G. (2008). *Ressourcenaktivierung – ein Manual für die Praxis*. Bern: Huber.
Frank, J. D. (1979). What is psychotherapy? In S. Bloch (Eds.), *An introduction to psychotherapies* (pp. 1–21). Oxford: University Press.
Frank, J. D. (1981). *Die Heiler.* Stuttgart: Klett-Cotta. (Originalarbeit erschienen 1961)

Frank, J. D. & Frank, J. B. (1991). *Persuasion and healing*. Baltimore: John Hopkins University Press.
Frank, R. (2007). *Therapieziel Wohlbefinden*. Berlin: Springer.
Frank, R. (2010). *Wohlbefinden fördern*. Stuttgart: Klett-Cotta.
Fredrickson, B. L. (1998). What good are positive emotions? *Review of General Psychology, 2,* 300–319.
Fredrickson, B. L. (2001). The role of positive emotions in positive psychology – the broaden-and-build theory of positive emotions. *American Psychologist, 56,* 218–226.
Fredrickson, B. L. (2009). *Positivity: Groundbreaking research reveals how to embrace the hidden strength of positive emotions, overcome negativity, and thrive*. New York: Crown.
Fredrickson, B. L. & Cohn, M. A. (2008). Positive Emotions. In M. Lewis, J. M. Haviland-Jones & L. F. Barrett (Eds.), *Handbook of Emotions* (pp. 777–796). New York: Guilford Press.
Fredrickson, B. L., Cohn, M. A., Coffey, K. A. & Finkel, S. M. (2008). Open hearts build lives: Positive emotions, induced through loving-kindness meditation, build consequential personal resources. *Journal of Personality and Social Psychology, 95,* 1045–1062.
Fredrickson, B. L. & Joiner, T. (2002). Positive emotions trigger upward spirals toward emotional well-being. *Psychological Science, 13,* 172–175.
Fredrickson, B. L., Tugade, M. M., Waugh, C. E. & Larkin, G. R. (2003). What good are positive emotions in crisis? A prospective study of resilience and emotions following the terrorist attacks on the United States on September 11th, 2001. *Personality Processes and Individual Differences, 84,* 365–376.
Frisch, M. B. (2005). *Quality of life therapy*. Wiley & Sons.
Fryszer, A. & Schwing, R. (2006). *Systemisches Handwerk*. Göttingen: Vandenhoek & Ruprecht.
Fydrich, T., Sommer, G. & Brähler, E. (2007). *Fragebogen zur Sozialen Unterstützung (F-SozU)*. Göttingen: Hogrefe.
Gassmann, D. (2002). *Korrektive Erfahrungen im Psychotherapieprozess. Entwicklung und Anwendung der Konsistenztheoretischen Mikroprozessanalyse KMP*. Universität Bern: Unveröffentlichte Dissertation.
Gassmann, D. & Grawe, K. (2004). Die Messung interpersonaler Ressourcen im Therapieprozess: Ergebnisse der Mikroprozessanalyse KMP. *Verhaltenstherapie & psychosoziale Praxis, 36,* 63–72.
Gingerich, W. J. & Eisenhart, S. (2000). Solution-Focused Brief Therapy: A Review of the Outcome Research. *Family Process, 39,* 477–498.
Gollwitzer, P. M. (1991). *Abwägen und Planen. Bewußtseinslagen in verschiedenen Handlungsphasen*. Göttingen: Hogrefe.
Gollwitzer, P. M. (1996a). Das Rubikonmodell der Handlungsphasen. In J. Kuhl & H. Heckhausen (Hrsg.), *Motivation, Volition und Handlung* (Enzyklopädie der Psychologie, Serie Motivation und Emotion, Band 4, S. 531–582). Göttingen: Hogrefe.
Gollwitzer, P. M. (1996b). The volitional benefits of planning. In P. M. Gollwitzer & J. A. Bargh (Eds.), *The psychology of action* (pp. 287–312). New York: Guilford.
Grawe, K. (1994). Psychotherapie ohne Grenzen. Von den Therapieschulen zur Allgemeinen Psychotherapie. *Verhaltenstherapie und psychosoziale Praxis, 3,* 357–370.
Grawe, K. (1997). Research-informed psychotherapy. *Psychotherapy Research, 7,* 1–20.
Grawe, K. (1998). *Psychologische Therapie*. Göttingen: Hogrefe.
Grawe, K. (2004). *Neuropsychotherapie*. Göttingen: Hogrefe.
Grawe, K. & Grawe-Gerber, M. (1999). Ressourcenaktivierung – ein primäres Wirkprinzip der Psychotherapie. *Psychotherapeut, 44,* 63–73.

Hartung, J. (1990). *Psychotherapie phobischer Störungen. Zur Handlungs- und Lageorientierung im Therapieprozess.* Wiesbaden: Deutscher Universitätsverlag, DUV.
Harvey, A. G., Watkins, E., Mansell, W. & Shafran, R. (2004). *Cognitive behavioural processes across psychological disorders: A transdiagnostic approach to research and treatment.* New York: Oxford University Press.
Hautzinger, M. (2000). Kognitive Verhaltenstherapie der Depressionen. Weinheim: Beltz.
Heckhausen, H. (1987a). Wünschen – Wählen – Wollen. In H. Heckhausen, P. M. Gollwitzer & F. E. Weinert (Hrsg.), *Jenseits des Rubikon. Der Wille in den Humanwissenschaften* (S. 3–9). Berlin: Springer.
Heckhausen, H. (1987b). Vorsatz, Wille und Bedürfnis: Lewins frühes Vermächtnis und ein zugeschütteter Rubikon. In H. Heckhausen, P. M. Gollwitzer & F. E. Weinert (Hrsg.), *Jenseits des Rubikon. Der Wille in den Humanwissenschaften* (S. 86–96). Berlin: Springer.
Heckhausen, H. (1989). *Motivation und Handeln.* Berlin: Springer.
Heckhausen, H. & Gollwitzer, P. M. (1987). Thought contents and cognitive functioning in motivational versus volitional states of mind. *Motivation and Emotion, 11,* 101–120.
Heise, E. (1998). *Volitionale Handlungskontrolle.* Münster: Waxmann.
Hobfoll, S. E. (1989). Conservation of resources. *American Psychologist, 44,* 513–524.
Howard, K. I., Lueger, R. J., Maling, M. S. & Martinovich, Z. (1993). A phase model of psychotherapy outcome: Causal mediation of change. *Journal of Consulting and Clinical Psychology, 61* (4), 678–685.
Hüther, G. (2006). Die Bedeutung von Gefühlen für die Ressourcenentwicklung. In B. Reuser, R. Nitsch & A. Hundsalz (Hrsg.), *Die Macht der Gefühle* (S. 75–84). Weinheim: Juventa.
Isen, A. M. (2000). Positive affect and decision making. In M. Lewis & J. Haviland-Jones (Eds.), *Handbook of emotions* (2nd ed., pp. 417–435). New York: Guilford.
Janke, E. & Erdmann, G. (1997). *Stressverarbeitungsbogen.* Göttingen: Hogrefe.
Jerusalem, M. (1990). *Persönliche Ressourcen, Vulnerabilität und Stresserleben.* Göttingen: Hogrefe.
Kaimer, P. (1995). Lösungsorientiert zuerst! *Verhaltenstherapie und psychosoziale Praxis, 27* (3), 389–404.
Kanfer, F., Reinecker, H. & Schmelzer, D. (2005). *Selbstmanagement-Therapie: Ein Lehrbuch für die klinische Praxis.* Berlin: Springer.
Kanner, A. D., Coyne, J. C., Schaefer, C. & Lazarus, R. S. (1981). Comparison of two modes of stress measurement: Daily hassles and uplifts versus major life events. *Journal of Behavioral Medicine, 4,* 1–39.
Karpel, M. A. & Brauers, W. R. (Eds.). (1986). *Family resources. The hidden partner in family therapy.* New York: Guilford.
Kelly, G. A. (1955). *The psychology of personal constructs.* London: Routledge.
Keupp, H. & Rerrich, D. (Hrsg). *Psychosoziale Praxis – gemeindepsychologische Perspektiven. Ein Handbuch in Schlüsselbegriffen.* München: Urban & Schwarzenberg
Kim, J. S. (2008). Examining the effectiveness of solution-focused brief therapy: A meta-analysis. *Research on Social Work Practice, 18,* 107–116.
Kim Berg, I. & Miller, S. D. (1993). *Kurzzeittherapie bei Alkoholproblemen.* Heidelberg: Carl Auer.
King, L. A. (2001). The health benefits of writing about life goals. *Personality and Social Psychology Bulletin, 27,* 798–807.
Kirn, T., Echelmeyer, L. & Engberding, M. (2009). *Imagination in der Verhaltenstherapie.* Berlin: Springer.

Klemenz, B. (2003). *Ressourcenorientierte Diagnostik und Intervention bei Kindern und Jugendlichen.* Tübingen: dgvt.

Klemenz, B. (2009). *Ressourcenorientierte Psychologie.* Tübingen: dgvt.

Klinger, E. & Cox, W. M. (2011). Motivation and the goal theory of current concerns. In W. M. Cox & E. Klinger (Eds.), *Handbook of Motivational Counseling* (pp. 3–47). Chichester: Wiley-Blackwell.

Koban, C., Willutzki, U. & Schulte, D. (2005). Zur aktuellen Stimmung von Patienten: Wie relevant ist sie im Therapiegeschehen? *Zeitschrift für Klinische Psychologie und Psychotherapie, 34,* 39–46.

Kobasa, S. C. (1979). Stressful life events, personality and health: An inquiry into hardiness. *Journal of Personality and Social Psychology, 37,* 1–11.

Kosfelder, J. (2000). *Handlungsorientierung durch Lösungsfokus: Eine klinisch-psychologische Interventionsstudie.* Osnabrück: Der andere Verlag.

Kraft, U., Udris, I., Mussmann, C. & Muheim, M. (1994). Gesunde Personen – salutogenetisch betrachtet. *Zeitschrift für Gesundheitspsychologie, 2,* 216–239.

Krampen, G. (1991). *Fragebogen zur Kompetenz- und Kontrollüberzeugung (FKK).* Göttingen: Hogrefe.

Krohne, H.-W., Egloff, B., Kohlmann, C. W. & Tausch, A. (1996). Untersuchungen mit einer deutschen Version des PANAS. *Diagnostica, 42,* 139–156.

Kuhl J. & Goschke, T. (1994b). A theory of action control: Mental subsystems, modes of control, and volitional conflict-resolution strategies. In J. Kuhl & J. Beckmann (Eds.), *Volition and personality* (pp. 93–124). Seattle: Hogrefe & Huber.

Kuhl, J. (1983a). Emotion, Kognition und Motivation: I. Auf dem Weg zu einer systemtheoretischen Betrachtung der Emotionsgenese. *Sprache & Kognition, 2,* 1–27.

Kuhl, J. (1983b). *Motivation, Konflikt und Handlungskontrolle.* Berlin: Springer.

Kuhl, J. & Beckmann, J. (1994a). *Volition and personality.* Seattle: Hogrefe & Huber.

Kuhl, J. & Weiß, M. (1994). Performance deficits following unconrollable failure. Impaired action control or global attributions and generalized expectancy deficits? In J. Kuhl & J. Beckmann (Eds.), *Volition and personality* (pp. 317–328). Seattle: Hogrefe & Huber.

Kuyken, W., Padesky, C. A. & Dudley, R. (2008). *Collaborative case conceptualization.* New York: Guilford press.

Laireiter, A.-R. (2009). Soziales Netzwerk und soziale Unterstützung. In K. Lenz & F. Nestmann (Hrsg.), *Handbuch persönliche Beziehungen* (S. 75–100). Weinheim: Juventa.

Leahy, R. (2007). *Techniken kognitiver Therapie.* Paderborn: Junfermann.

Lopez, S. J. & Snyder, C. R. (Eds.) (2004). *Positive psychological assessment.* Washington: APA.

Lueger, R. J. (1995). A phase model of psychotherapy outcome. *Psychotherapeut, 40,* 267–278.

Lutz, R. (2011). Gesundheit und Genuß: Euthyme Grundlagen der Verhaltenstherapie. In J. Margraf & S. Schneider (Hrsg.), *Lehrbuch der Verhaltenstherapie* (Bd. 1, S. 238–243). Heidelberg: Springer.

Lyubomirsky, S. (2008). *The how of happiness: A scientific approach to getting the life you want.* New York: Penguin Press.

Lyubomirsky, S., Sheldon, K. M. & Schkade, D. (2005). Pursuing happiness: The architecture of sustainable change. *Review of General Psychology, 9,* 111–131.

Macdonald, A. (2011). Solution-focused brief therapy evaluation list. Retrieved January, 25, 2013, from http://www.solutionsdoc.co.uk/sft.html.

Michael, T. & Tuschen-Caffier, B. (2009). Konfrontationsverfahren. In J. Margraf & S. Schneider (Hrsg.), *Lehrbuch der Verhaltenstherapie* (Band 1, 3. Aufl., S. 515–530). Berlin: Springer.
Michalak, J., Grosse Holtforth, M. & Veith, A. (2004). Wo soll's denn nun eigentlich hingehen? Die Zielperspektive in der Psychotherapie. In J. Kosfelder, J. Michalak, S. Vocks & U. Willutzki (Hrsg.), *Fortschritte der Psychotherapieforschung* (S. 54–88). Göttingen: Hogrefe.
Michalak, J., Schulte, D. & Willutzki, U. (2007). Therapiemotivation. In: B. Strauß, F. Hohagen & F. Caspar (Hrsg.), *Lehrbuch Psychotherapie* (Bd. 2, S. 1327–1357). Göttingen: Hogrefe.
Mooney, K. A. & Padesky, C. A. (2000). Applying client creativity to recurrent problems. *Journal of Cognitive Psychotherapy, 14,* 149–161.
Nestmann, F. (1996). Psychosoziale Beratung – ein ressourcentheoretischer Entwurf. *Verhaltenstherapie und Psychosoziale Praxis, 28,* 359–376.
Neudeck, P. & Wittchen, H. U. (2004). *Konfrontationstherapie bei psychischen Störungen.* Göttingen: Hogrefe.
Orlinsky, D. E., Ronnestad, H. M. & Willutzki, U. (2004). Fifty years of psychotherapy process-outcome research: Continuity and change. In M. J. Lambert (Eds.), *Bergin and Garfield's Handbook of Psychotherapy and Behaviour Change* (pp. 307–389). New York: Wiley.
Otake, K., Shimai, S., Tanaka-Matsumi, J., Otsui, K. & Fredrickson, B. L. (2006). Happy people become happier through kindness: A counting kindnesses intervention. *Journal of Happiness Studies, 7,* 361–375.
Padesky, C. A. & Mooney, K. A. (2003). *Cognitive Therapy and resilience.* Workshop auf dem 33rd Annual Congress of the European Association for Behavioral and Cognitive Therapies. Prag: September 2003.
Padesky, C. A. & Mooney, K. A. (2012). Strengths-based cognitive–behavioural therapy: A four-step model to build resilience. *Clinical Psychology & Psychotherapy, 19* (4), 283–290.
Peterson, C., Park, N. & Seligman, M. E. P (2005). Orientations to happiness and life satisfaction: The full life versus the empty life. *Journal of Happiness Studies, 6,* 25–41.
Peterson, C. & Seligman, M. E. P. (2004). *Character strengths and virtues: A handbook and classification.* Oxford: Oxford University Press.
Petzold, H. G. (1997). Das Ressourcenkonzept in der sozial-interventiven Praxeologie und Systemberatung. *Integrative Therapie, 4,* 435–471.
Potreck-Rose, F. & Jacob, G. (2008). *Selbstzuwendung, Selbstakzeptanz, Selbstvertrauen.* Stuttgart: Klett-Cotta.
Quast, H.-H., Jerusalem, M. & Faulhaber, J. (1983). Daily Hassles und Daily Uplifts. In R. Schwarzer (Hrsg.), *Skalen zur Befindlichkeit und Persönlichkeit. Forschungsbericht 5.* Berlin: FU, Institut für Pädagogische Psychologie.
Regli, D., Bieber, K., Mathier, F. & Grawe, K. (2000). Beziehungsgestaltung und Aktivierung von Ressourcen in der Anfangsphase von Therapien. *Verhaltenstherapie und Verhaltensmedizin, 21,* 399–420.
Reuben, C. (1993). Neurolinguistisches Programmieren. In D. Revenstorf (Hrsg.), *Klinische Hypnose* (S. 446–4461). Berlin: Springer.
Röhrle, B. (2003). Arbeit mit Ressourcen auf der sozialen Ebene. In H. Schemmel & J. Schaller (Hrsg.), *Ressourcen – Ein Hand- und Lesebuch zur therapeutischen Arbeit* (S. 259–280). Tübingen: dgvt.
Röhrle, B. & Laireiter, A.-R. (2009). (Hrsg.). *Soziale Unterstützung und Psychotherapie.* Tübingen: dgvt.

Rosenbaum, M. (Hrsg.) (1990). *Learned resourcefulness*. New York: Springer.

Rouf, K., Fennell, M., Westbrook, D., Cooper, M. & Bennett-Levy, J. (2004). Devising effective behavioural experiments. In J. Bennett-Levy et al. (Eds.), *Oxford guide to behavioural experiments in cognitive therapy* (pp. 21–58). Oxford: University Press.

Ruch, W., Köhler, G. & van Thriel, C. (1996). Assessing the „humorous temperament": Construction of the facet and standard trait forms of the State-Trait-Cheerfulness-Inventory – STCI. *Humor, 9,* 303–340.

Rude, S. S. & Rehm, L. P. (1991). Response to treatments for depression: The role of initial status on targeted cognitive and behavioural skills. *Clinical Psychology Review, 11,* 493–514.

Schacter, D. L. (1987). Implicit memory. *Journal of Experimental Psychology. Learning, Memory, Cognition, 13,* 501–518.

Scheier, M. F. & Carver, C. S. (1985). Optimism, coping and health: Assessment and implications of generalized outcome expectancies. *Health Psychology, 4,* 219–247.

Schemmel, H. & Schaller, J. (2003). *Ressourcen. Ein Hand- und Lesebuch zur therapeutischen Arbeit*. Tübingen: dgvt.

Schemmel, H. & Schaller, J. (2012). *Ressourcen. Ein Hand- und Lesebuch zur therapeutischen Arbeit* (2. Aufl.). Tübingen: dgvt.

Schiepek, G. (1991). *Systemtheorie der Klinischen Psychologie*. Braunschweig: Vieweg.

Schiepek, G. & Cremers, S. (2003). Ressourcenorientierung und Ressourcendiagnostik in der Psychotherapie. In H. Schemmel & J. Schaller (Hrsg.), *Ressourcen – Ein Hand- und Lesebuch zur therapeutischen Arbeit* (S. 147–193). Tübingen: dgvt.

Schindler, L. (1991). *Die empirische Analyse der therapeutischen Beziehung*. Berlin: Springer.

Schindler, L. (1996). Prozeßforschung. In A. Ehlers & K. Hahlweg (Hrsg.), *Grundlagen der Klinischen Psychologie* (Enzyklopädie der Psychologie, Serie Klinische Psychologie, Band 1, S. 267–296). Göttingen: Hogrefe.

Schindler, L., Hahlweg, K. & Revenstorf, D. (1998). *Partnerschaftsprobleme* (2. Auflage). Berlin: Springer.

Schmelzer, D. (1986). Problem- und zielorientierte Verhaltenstherapie. Teil II: Das „OPTIMIZE"-Prozeßmodell als Orientierungsrahmen für die Praxis. *Verhaltensmodifikation, 7,* 3–110.

Schmidt-Atzert, L. (1989). Ein Fragebogen zur Erfassung emotional relevanter Alltagsereignisse. *Diagnostica, 35,* 354–358.

Schulte, D. (1993). Wie soll Therapieerfolg gemessen werden? *Zeitschrift für Klinische Psychologie, 22,* 374–393.

Schulte, D. (1996). *Therapieplanung*. Göttingen: Hogrefe.

Schumacher, J., Klaiberg, A. & Brähler, E. (2003). *Diagnostische Verfahren zu Lebensqualität und Wohlbefinden*. Göttingen: Hogrefe.

Schütz, A. & Hoge, L. (2007). *Positives Denken: Chancen – Risiken – Alternativen*. Kohlhammer: Stuttgart.

Schwarzer, R. (1994). Optimistische Kompetenzerwartung: Zur Erfassung einer personellen Bewältigungsressource. *Diagnostica, 40,* 105–123.

Seligman, E. P., Rashid, T. & Parks, A. C. (2006). Positive psychotherapy. *American Psychologist, 61,* 774–788.

Seligman, M. E. P. (2002). Positive psychology, positive prevention, and positive therapy. In C. R. Snyder & S. J. Lopez (Eds.), *Handbook of positive psychology* (pp. 3–9). Oxford: Oxford University Press.

Seligman, M. E. P. (2003). *Der Glücksfaktor*. Bergisch-Gladbach: Ehrenwirth.

Sin, N. L. & Lyubomirsky, S. (2009). Enhancing well-being and alleviating depressive symptoms with positive psychology interventions: A practice-friendly meta-analysis. *Journal of Clinical Psychology: In Session, 65,* 467–487.

Smith, E. & K. Grawe (2003). What makes psychotherapy sessions productive? A new approach to bridging the gap between process research and practice. *Clinical Psychology and Psychotherapy, 10,* 275–285.

Snyder, C. R., Irving, L. M. & Anderson, J. R. (1991). Hope and health. In C. R. Snyder & D. R. Forsyth (Eds.), *Handbook of social and clinical psychology* (pp. 285–305). New York: Pergamon.

Stams, G. J. J., Dekovic, M., Buist, K. & de Vries, L. (2006). Effectiviteit van oplossingsgerichte korte therapie: Een meta-analyse (Efficacy of solution focused brief therapy: A meta-analysis). *Gedragstherapie, 39,* 81–95.

Stenzel, N. & Berking, M. (2012). Wirkfaktoren in der Psychotherapie. In M. Berking & W. Rief (Hrsg.), *Klinische Psychologie und Psychotherapie* (S. 149–162). Berlin: Springer.

Storch, M. & Krause, F. (2009). *Selbstmanagement – resourcenorientiert. Grundlagen und Trainingsmanual für die Arbeit mit dem Züricher Ressourcen Modell (ZRM).* Bern: Huber.

Storch, M. & Riedener, A. (2006). *Ich packs! Grundlagen und Trainingsmanual für Jugendliche.* Bern: Huber.

Sydow, K. von, Beher, S., Retzlaff, R. & Schweitzer, J. (2007). *Die Wirksamkeit der Systemischen Therapie/Familientherapie.* Göttingen: Hogrefe.

Teismann, T., Dymel, W., Schulte, D. & Willutzki, U. (2011). Ressourcenorientierte Akutbehandlung unipolarer Depressionen: Eine randomisierte kontrollierte Psychotherapiestudie. *Psychotherapie, Psychosomatik und medizinische Psychologie, 61,* 295–302.

Trösken, A. K. (2003). *Das Berner Ressourceninventar. Ressourcenpotentiale und Ressourcenrealisierung aus konsistenztheoretischer Sicht.* Philosophisch-historische Fakultät der Universität Bern: Unveröffentlichte Dissertation.

Tugade, M. M. & Fredrickson, B. L. (2004). Resilient individuals use positive emotions to bounce back from negative emotional experiences. *Journal of Personality and Social Psychology, 86,* 320–333.

Udris, I., Kraft, U., Mulheim, M., Mussmann, C & Rimann, M. (1992). Ressourcen der Salutogenese. In H. Schröder & K. Reschke (Hrsg), *Psychosoziale Prävention und Gesundheitsförderung* (S. 85–103). Regensburg: Roderer.

von Schlippe, A. & Schweitzer, J. (2000). *Lehrbuch der systemischen Therapie und Beratung* (7. Aufl.). Göttingen: Vandenhoek & Ruprecht.

Walter, J. L. & Peller, J. E. (1994). *Lösungsorientierte Kurzzeittherapie.* Dortmund: Verlag modernes leben.

Walter, J. L. & Peller, J. E. (2004). *Lösungsorientierte Kurzzeittherapie.* Dortmund: Verlag Modernes Lernen.

Wampold, B. E. (2001). *The great psychotherapy debate.* Mahwah, NJ: Lawrence Erlbaum Associates.

Watson, P. J., Clark, L. A. & Tellegen, A. (1988). Development and validation of brief measures of positive and negative affect: The PANAS scales. *Journal of Personality and Social Psychology, 54,* 1063–1073.

Weber, H. (1999). *Persönlichkeitspsychologie und ihre Relevanz für die Klinische und Gesundheitspsychologie.* Universität Greifswald: Vortrag auf dem 1. Workshop-Kongress für Klinische Psychologie und Psychotherapie der Fachgruppe Klinische Psychologie und Psychotherapie der Deutschen Gesellschaft für Psychologie. Bad Dürkheim: 14. Mai 1999.

Wegge, J. (1998). *Lernmotivation, Informationsverarbeitung, Leistung*. Münster: Waxmann.

Werner, E. E. (1999). Entwicklung zwischen Risiko und Resilienz. In G. Opp, M. Fingerle & A. Freytag (Hrsg.), *Was Kinder stärkt* (S. 25–36). München: Reinhardt.

White, M. & Epston, D. (1998). *Die Zähmung der Monster*. Heidelberg: Auer.

Wieland-Eckelmann, R. & Carver, C. S. (1990). Dispositionelle Bewältigungsstile, Optimismus und Bewältigung: Ein interkultureller Vergleich. *Zeitschrift für Differentielle und Diagnostische Psychologie, 11,* 167–184.

Wilken, B. (2008). *Methoden der kognitiven Umstrukturierung*. Stuttgart: Kohlhammer.

Willutzki, U. (2000). Ressourcenorientierung in der Psychotherapie: Eine „neue" Perspektive? In M. Hermer (Hrsg.), *Psychotherapeutische Perspektiven am Beginn des 21. Jahrhunderts* (S. 193–212). Tübingen: dgvt.

Willutzki, U., Haas, H., Neumann, B., Koban, C. & Schulte, D. (2004). Zur Psychotherapie sozialer Ängste: Kognitive Verhaltenstherapie im Vergleich zu einem kombiniert ressourcenorientierten Vorgehen. Eine randomisierte kontrollierte Interventionsstudie. *Zeitschrift für Klinische Psychologie und Psychotherapie, 33,* 42–50.

Willutzki, U. & Koban, C. (1996). *Manual zur Elaboration wohlgestalteter Ziele in der Therapie*. Bochum: Berichte aus der Arbeitseinheit Klinische Psychologie.

Willutzki, U. & Koban, C. (2011). The Elaboration of Positive Goal Perspectives (EPOS): An intervention to enhance motivation. In W. M. Cox & E. Klinger (Eds.), *Handbook of Motivational Counseling* (pp. 437–460). Chichester: Wiley.

Willutzki, U., Koban, C. & Neumann, B. (2005). Zur Diagnostik von Ressourcen. In J. Kosfelder, J. Michalak, S. Vocks & U. Willutzki (Hrsg.), *Fortschritte der Psychotherapieforschung* (S. 37–53). Göttingen: Hogrefe.

Willutzki, U. & Stelkens, G. (2006). *Diagnostik von Ressourcen: Bochumer Ressourcenfragebogen (RESO-B) zur kontextspezifischen Erfassung der Potentiale von PatientInnen.* Vortrag auf der Tagung der Fachgruppe Klinische Psychologie und Psychotherapie der Deutschen Gesellschaft für Psychologie. Würzburg: 19.05.2006.

Willutzki, U., Teismann, T., Koban, C. & Dymel, W. (2009). Veränderungen interpersoneller Probleme in der Psychotherapie sozialer Ängste. Die Rolle des Therapieprozesses. *Zeitschrift für Klinische Psychologie und Psychotherapie, 38,* 52–60.

Willutzki, U., Teismann, T. & Schulte, D. (2011). Zur Psychotherapie sozialer Ängste: Veränderungen des Wohlbefindens bei kognitiver Verhaltenstherapie im Vergleich zu einem kombiniert-ressourcenorientierten Vorgehen. *Zeitschrift für Klinische Psychologie und Psychotherapie, 40,* 53–58.

Willutzki, U., Teismann, T. & Schulte, D. (2012). Psychotherapy for social anxiety: Long-term effectiveness of resource-focused cognitive-behavioral therapy and cognitive therapy in social anxiety. *Journal of Clinical Psychology, 68,* 581–591.

Znoj, H. J., Grawe, K. & Jeger, P. (2000). Die differentielle Bedeutung des Handlungskontrollmodus für klärungs- und bewältigungsorientierte Therapien. *Zeitschrift für Klinische Psychologie und Psychotherapie, 29,* 52–59.

10 Anhang

Bochumer Ressourcenfragebogen (RESO-B)[1]

Jede/r von uns hat bestimmte Fähigkeiten, Eigenschaften, Verhaltensweisen, Stärken – sogenannte Ressourcen –, auf die sie oder er mehr oder weniger bewusst bei der Bewältigung von Aufgaben zurückgreift. Im folgenden Fragebogen geht es uns darum, **Ihre Stärken** kennenzulernen.

Hinweise zur Bearbeitung des Fragebogens

Auf den nächsten Seiten finden Sie Aussagen, die Verhaltensweisen, Gewohnheiten usw. betreffen, und die sich jeweils auf verschiedene Bereiche Ihres Lebens beziehen. Überlegen Sie bei jeder Aussage, in welchem Maße die jeweilige Aussage für den jeweiligen Bereich Ihres Lebens auf Sie zutrifft. Zur Beurteilung stehen Ihnen sechs Möglichkeiten, von 0 bis 5, rechts neben der Aussage zur Verfügung.

0 – bedeutet, dass die Aussage gar nicht auf Sie zutrifft
1 – bedeutet, dass die Aussage ganz selten auf Sie zutrifft
2 – bedeutet, dass die Aussage manchmal auf Sie zutrifft
3 – bedeutet, dass die Aussage häufig auf Sie zutrifft
4 – bedeutet, dass die Aussage meistens auf Sie zutrifft
5 – bedeutet, dass die Aussage völlig (immer) auf Sie zutrifft

Ein Beispiel

In der Zeit als es mir gut ging, habe ich den Alltag gemeistert, indem …	**Trifft gar nicht zu**	**Trifft selten zu**	**Trifft manchmal zu**	**Trifft häufig zu**	**Trifft meistens zu**	**Trifft völlig zu**
ich mir klar gemacht habe: „Ich schaffe das".	**0**	**1**	**2**	**3**	**4**	**5**

Wenn Sie der Meinung sind, dass diese Aussage meistens auf Sie zutraf, dann kreuzen Sie bitte die „4" an. Wenn Sie der Meinung sind, die Aussage traf gar nicht auf Sie zu, dann kreuzen Sie bitte die „0" an usw.

Es gibt in diesem Fragebogen keine richtigen oder falschen Antworten. Es geht vielmehr darum, zu erfassen, was Sie in verschiedenen Situationen tun.

Bitte überlegen Sie bei der Beurteilung nicht lange. Entscheiden Sie sich möglichst spontan für eine der Antwortmöglichkeiten. Gehen Sie der Reihe nach vor und lassen Sie bitte keine Aussage aus.

Vielen Dank!

1. Ressourcen im Bereich der allgemeinen Lebensbewältigung
Im alltäglichen Leben werden wir mit den verschiedensten Aufgaben und Anforderungen konfrontiert, die es zu bewältigen gilt. Wie wir diese Aufgaben bewältigen, ist bei jedem Menschen verschieden, d.h., jeder Mensch hat seine eigene Art und Weise mit den Anforderungen des Alltags umzugehen. Wir möchten Sie jetzt bitten, sich in Gedanken in eine Zeit zurückzuversetzen, als es Ihnen gut ging, Sie sich wohlgefühlt haben und in Ihrem Leben die Dinge einigermaßen so verlaufen sind, wie Sie es sich gewünscht haben. Nehmen Sie sich Zeit, sich daran zu erinnern, und stellen Sie sich vor, wie Ihre Lebenssituation war, wie es Ihnen ging und was Sie getan haben. Im Bewusstsein „**es geht mir gut**" stellen Sie sich jetzt bitte Ihren Alltag mit all seinen Ansprüchen, Erledigungen, Aufgaben und Ereignissen vor. Im Folgenden werden einige Möglichkeiten genannt, wie Menschen mit alltäglichen Anforderungen umgehen können. Wenn Sie sich die Zeit vorstellen, als es Ihnen gut ging, wie sehr treffen die folgenden Aussagen dann auf Sie zu?

Zu einer Zeit, **als es mir gut ging**, habe ich den Alltag gemeistert, indem …	**Trifft gar nicht zu**	**Trifft selten zu**	**Trifft manchmal zu**	**Trifft häufig zu**	**Trifft meistens zu**	**Trifft völlig zu**
1 ich mir klar gemacht habe: „Ich schaffe das".	**0**	**1**	**2**	**3**	**4**	**5**
2 ich zwischendurch Erholungspausen eingelegt habe (Mittagsschlaf, Spaziergang, Lesen …).	**0**	**1**	**2**	**3**	**4**	**5**
3 ich mir bei anderen Rat geholt habe.	**0**	**1**	**2**	**3**	**4**	**5**
4 ich Aufgaben tatkräftig angepackt habe.	**0**	**1**	**2**	**3**	**4**	**5**
5 ich mir Zeit für schöne Dinge (Hobbys, Interessen …) genommen habe, um neue Kraft zu schöpfen.	**0**	**1**	**2**	**3**	**4**	**5**
6 ich mit anderen über meine Sorgen und Nöte gesprochen habe.	**0**	**1**	**2**	**3**	**4**	**5**
7 ich mich nicht unterkriegen ließ.	**0**	**1**	**2**	**3**	**4**	**5**
8 mir das Lob und die Anerkennung durch andere gut getan hat.	**0**	**1**	**2**	**3**	**4**	**5**
9 ich mich zeitweise durch etwas Schönes von meinen Pflichten abgelenkt habe (Kino, Essen gehen, bummeln …).	**0**	**1**	**2**	**3**	**4**	**5**

10 ich Menschen an meiner Seite hatte (Partner, Freunde, Verwandte …), die mich unterstützt haben.	**0**	**1**	**2**	**3**	**4**	**5**
11 ich manche Dinge mit Humor genommen habe.	**0**	**1**	**2**	**3**	**4**	**5**
12 ich es mir wert war, für mich und meine Zukunft zu kämpfen.	**0**	**1**	**2**	**3**	**4**	**5**
13 ich mir einen Überblick verschafft und das Wichtigste zuerst erledigt habe.	**0**	**1**	**2**	**3**	**4**	**5**
14 ich mir Freizeitaktivitäten gesucht habe, die mir Spaß gemacht haben (Freunde, Sport, Hobbys …).	**0**	**1**	**2**	**3**	**4**	**5**
15 ich optimistisch in die Zukunft geschaut habe.	**0**	**1**	**2**	**3**	**4**	**5**
16 ich stolz auf mich war, wenn ich etwas geschafft hatte.	**0**	**1**	**2**	**3**	**4**	**5**

2. Ressourcen bei der Bewältigung schwieriger Situationen

Jeder Mensch trifft in seinem Leben auf Schwierigkeiten, vielleicht sogar krisenhafte Situationen.

Wir möchten Sie jetzt bitten, sich an Zeit in Ihrem Leben zu erinnern, die für Sie schwierig war, die Sie jedoch **erfolgreich** überwunden haben, d.h. über die Sie heute von sich sagen würden: „Das habe ich ganz gut gemeistert, da bin ich ganz zufrieden mit mir“. Vielleicht können Sie heute sogar sagen, dass die Schwierigkeiten zu etwas gut waren, Sie etwas für sich und Ihr Leben daraus mitgenommen haben.

Überlegen Sie bitte: **Was haben Sie in der schwierigen Situation getan, um sie zu bewältigen?**

Im Folgenden sind einige Möglichkeiten aufgeführt, was Menschen in solch schwierigen Situationen tun können. Betrachten Sie diese Handlungsmöglichkeiten und schätzen Sie ein, inwieweit Sie solche Verhaltensweisen in einer **erfolgreich gemeisterten schwierigen Situation** genutzt haben.

Ich habe eine **frühere schwierige Situation erfolgreich bewältigt,** indem …	**Trifft gar nicht zu**	**Trifft selten zu**	**Trifft manchmal zu**	**Trifft häufig zu**	**Trifft meistens zu**	**Trifft völlig zu**
17 ich mir klar gemacht habe: „Ich schaffe das“.	**0**	**1**	**2**	**3**	**4**	**5**
18 ich zwischendurch Erholungspausen eingelegt habe (Mittagsschlaf, Spaziergang, Lesen …).	**0**	**1**	**2**	**3**	**4**	**5**

19 ich mir bei anderen Rat geholt habe.	0	1	2	3	4	5
20 ich Kraft aus meinem Glauben schöpfen konnte.	0	1	2	3	4	5
21 ich Aufgaben tatkräftig angepackt habe.	0	1	2	3	4	5
22 ich mir Zeit für schöne Dinge (Hobbys, Interessen ...) genommen habe, um neue Kraft zu schöpfen.	0	1	2	3	4	5
23 ich mit anderen über meine Sorgen und Nöte gesprochen habe.	0	1	2	3	4	5
24 ich mich nicht unterkriegen ließ.	0	1	2	3	4	5
25 ich mich belohnt habe für all meine Bemühungen (z.B. einen Blumenstrauß, ein Buch ... für mich gekauft habe).	0	1	2	3	4	5
26 mir das Lob und die Anerkennung durch andere gut getan hat.	0	1	2	3	4	5
27 ich mich zeitweise durch etwas Schönes von meinen Pflichten abgelenkt habe (Kino, Essen gehen, bummeln ...).	0	1	2	3	4	5
28 ich Menschen an meiner Seite hatte (Partner, Freunde, Verwandte ...), die mich unterstützt haben.	0	1	2	3	4	5
29 ich die Hilfe von Experten in Anspruch genommen habe (Therapeut, Selbsthilfegruppe, Beratung ...).	0	1	2	3	4	5
30 ich manche Dinge mit Humor genommen habe.	0	1	2	3	4	5
31 ich es mir wert war, für mich und meine Zukunft zu kämpfen.	0	1	2	3	4	5
32 ich die „Krise“ als Herausforderung oder Chance gesehen habe.	0	1	2	3	4	5
33 ich mir einen Überblick verschafft und das Wichtigste zuerst erledigt habe.	0	1	2	3	4	5

34 ich mir Freizeitaktivitäten gesucht habe, die mir Spaß gemacht haben (Freunde, Sport, Hobbys …).	**0**	**1**	**2**	**3**	**4**	**5**
35 ich optimistisch in die Zukunft geschaut habe.	**0**	**1**	**2**	**3**	**4**	**5**
36 ich mir gesagt habe, es kommen auch wieder bessere Zeiten (im Sinne von „auf Regen folgt Sonnenschein").	**0**	**1**	**2**	**3**	**4**	**5**
37 ich stolz auf mich war, wenn ich etwas geschafft hatte.	**0**	**1**	**2**	**3**	**4**	**5**

3. Ressourcen im Zusammenhang mit den aktuellen Problemen und der Therapie

Im Moment haben Sie Schwierigkeiten, die Sie (mit unserer Unterstützung) hier in der Therapie bearbeiten wollen. Auch das ist eine besondere Situation, mit der jede Person unterschiedlich umgeht. Das heißt, dass auch hier jede Person bestimmte Stärken, Fähigkeiten, Möglichkeiten, Einstellungen und Verhaltensweisen hat, die sich auf den Umgang mit aktuellen Schwierigkeiten und auf die Therapie auswirken. Im Folgenden sind wiederum verschiedene Möglichkeiten aufgeführt, die im Zusammenhang mit den aktuellen Schwierigkeiten und der Therapie hilfreich sein können.

Beurteilen Sie bitte, wie sehr jede einzelne Aussage auf **Sie jetzt in Ihrer aktuellen Problematik und der Behandlungssituation** hier zutrifft.

Wenn ich an meine **aktuelle Situation** (mein Problem und die Behandlungssituation) denke, **dann werde ich meine Schwierigkeiten bewältigen**, indem …	**Trifft gar nicht zu**	**Trifft selten zu**	**Trifft manchmal zu**	**Trifft häufig zu**	**Trifft meistens zu**	**Trifft völlig zu**
38 ich mir klar mache: „Ich schaffe das".	**0**	**1**	**2**	**3**	**4**	**5**
39 ich zwischendurch Erholungspausen einlege (Mittagsschlaf, Spaziergang, Lesen …).	**0**	**1**	**2**	**3**	**4**	**5**
40 ich mir bei anderen Rat hole.	**0**	**1**	**2**	**3**	**4**	**5**
41 ich mich darauf einlasse, etwas in meinem Leben zu verändern.	**0**	**1**	**2**	**3**	**4**	**5**
42 ich Aufgaben tatkräftig anpacke.	**0**	**1**	**2**	**3**	**4**	**5**
43 ich mir Zeit für schöne Dinge (Hobbys, Interessen …) nehme, um neue Kraft zu schöpfen.	**0**	**1**	**2**	**3**	**4**	**5**

44 ich mit anderen über meine Sorgen und Nöte spreche.	**0**	**1**	**2**	**3**	**4**	**5**
45 ich mich nicht unterkriegen lasse.	**0**	**1**	**2**	**3**	**4**	**5**
46 ich mir vor Augen führe, dass meine Therapeutin/mein Therapeut meine Probleme versteht und mir helfen kann.	**0**	**1**	**2**	**3**	**4**	**5**
47 mir das Lob und die Anerkennung durch andere gut tut.	**0**	**1**	**2**	**3**	**4**	**5**
48 ich mich zeitweise durch etwas Schönes von meinen Pflichten ablenke (Kino, Essen gehen, bummeln ...).	**0**	**1**	**2**	**3**	**4**	**5**
49 ich Menschen an meiner Seite habe (Partner, Freunde, Verwandte ...), die mich unterstützen.	**0**	**1**	**2**	**3**	**4**	**5**
50 ich das, was wir in der Therapie besprechen, umsetze.	**0**	**1**	**2**	**3**	**4**	**5**
51 ich manche Dinge mit Humor nehme.	**0**	**1**	**2**	**3**	**4**	**5**
52 ich es mir wert bin, für mich und meine Zukunft zu kämpfen.	**0**	**1**	**2**	**3**	**4**	**5**
53 ich mich darauf einlasse, etwas Neues zu lernen.	**0**	**1**	**2**	**3**	**4**	**5**
54 ich mir einen Überblick verschaffe und das Wichtigste zuerst erledige.	**0**	**1**	**2**	**3**	**4**	**5**
55 ich mir Freizeitaktivitäten suche, die mir Spaß machen (Freunde, Sport, Hobbys ...).	**0**	**1**	**2**	**3**	**4**	**5**
56 ich optimistisch in die Zukunft schaue.	**0**	**1**	**2**	**3**	**4**	**5**
57 ich mich intensiv und ehrlich mit meiner Problematik auseinandersetze.	**0**	**1**	**2**	**3**	**4**	**5**
58 ich stolz auf mich bin, wenn ich etwas geschafft habe.	**0**	**1**	**2**	**3**	**4**	**5**
59 Haben Sie den Eindruck, dass Sie durch die Befragung an Fähigkeiten, Stärken, Möglichkeiten etc. erinnert worden sind, die Sie schon fast vergessen hatten?	**o Ja**		**o Nein**			

Anleitung zur Auswertung des RESO-B[1]

Der Fragebogen dient der quantitativen Diagnostik subjektiv wahrgenommener Ressourcen. Er umfasst 58 Items, die auf einer sechsstufigen Likert-Skala („Trifft gar nicht zu“ bis „Trifft völlig zu“) in Bezug auf die eigene Person beurteilt werden. Ein zusätzliches Item mit den Antwortmöglichkeiten „Ja“/„Nein“ fragt nach direkten Veränderungen der Ressourcenwahrnehmung, die durch das Ausfüllen des Fragebogens angeregt werden.

Inhaltlich werden drei Suchbereiche unterschieden:
1. Ressourcen im Bereich der allgemeinen Lebensbewältigung,
2. Ressourcen bei der Bewältigung schwieriger Situationen und
3. Ressourcen im Zusammenhang mit den aktuellen Problemen und der Therapie.

Skalen

Je Suchbereich werden die folgenden Subskalen unterschieden:
- Handlungsregulation,
- Erholung/Entspannung,
- Soziale Unterstützung,
- Optimismus/Selbstvertrauen,
- Restkategorie.

Auswertung

Für die Auswertung werden die Items der folgenden Skalen gemittelt:

Skala	Suchbereich 1	Suchbereich 2	Suchbereich 3
Handlungsregulation	1, 4, 7, 11, 13	17, 21, 24, 33	38, 42, 45, 54
Erholung/Entspannung	2, 5, 9, 14	18, 22, 25, 27, 34	39, 43, 48, 55
Soziale Unterstützung	3, 6, 10	19, 23, 28	40, 44, 49
Optimismus/ Selbstvertrauen	8, 12, 15, 16	26, 30, 31, 32, 35, 36, 37	47, 51, 52, 56, 58
Restkategorie		20, 29	41, 46, 50, 53, 57

[1] © Ulrike Willutzki, Ruhr-Universität Bochum